·常见病百家百方丛书·

中华中医药学会科普分会组织编写

总主编　温长路

痛风百家百方

张玉萍　晏　飞　王素羽　鲍健欣　编著

中国中医药出版社

·北京·

图书在版编目（CIP）数据

痛风百家百方/张玉萍等编著. —北京：中国中医药出版社，
2012.9（2023.4 重印）
（常见病百家百方丛书）
ISBN 978-7-5132-0738-6

Ⅰ.①痛…　Ⅱ.①张…　Ⅲ.①痛风-验方-汇编
Ⅳ.①R289.5

中国版本图书馆 CIP 数据核字（2012）第 000942 号

中国中医药出版社出版

北京经济技术开发区科创十三街 31 号院二区 8 号楼
邮政编码　100176
传真　010-64405721
三河市同力彩印有限公司印刷
各地新华书店经销

开本 880×1230　1/32　印张 7.375　字数 163 千字
2012 年 9 月第 1 版　2023 年 4 月第 5 次印刷
书号　ISBN 978-7-5132-0738-6

定价　26.00 元
网址　www.cptcm.com

服 务 热 线　010-64405510
购 书 热 线　010-89535836
维 权 打 假　010-64405753

微信服务号　zgzyycbs
微商城网址　https://kdt.im/LIdUGr
官 方 微 博　http://e.weibo.com/cptcm
天猫旗舰店网址　https://zgzyycbs.tmall.com

如有印装质量问题请与本社出版部联系（010-64405510）
版权专有　侵权必究

《常见病百家百方丛书》

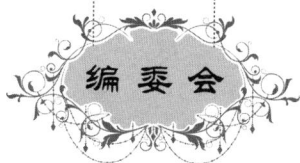

编委会

总 主 编 温长路

编 委（按姓氏笔画排列）

总　序

　　理、法、方、药，是支撑中医药学的四大支柱，彰显出中医药学的特征，构成了中医药学的全部。清代学者纳兰性德有"以一药遍治众病之谓道，以众药合治一病之谓医"的高论（《渌水亭杂识·卷四》），说的既有药与方的关系，也有方与治的关系，而在其间起到维系作用的就是方。历史告诉人们，保存于中医药典籍中的秘方、验方竟多达30余万首，有详细记载的就有6万首之多。自中医药学祖本《黄帝内经》的13方始，到被称为"方书之祖"张仲景《伤寒杂病论》的113方，中医方剂学已经由雏形逐渐成就了强势的根基，为之后的完善和发展打下了可靠的基础。透过晋代《肘后方》，唐代《千金要方》和《千金翼方》，宋代《太平圣惠方》、《太平惠民和剂局方》、《圣济总录》，明代《普济方》、《古今医通》、《证治准绳》，清代《医宗金鉴》、《医部全录》等典籍中留下的历史记忆，清晰可见中医方剂学不断丰满、壮大的不凡轨迹。1998年上海科学技术文献出版社出版的《中华医方精选辞典》，共收入"具有临床使用价值或有开发利用前途"的方剂20773首（该书《前言》），反映了现代人对处方认识和应用上的巨大成就。这些处方中，有许多经过千锤百炼，至今仍一直在临床上发挥着作用，堪称为中医的"镇家之宝"。如果加上今人在继承前人基础上的大量发挥、创造、出新，中医的处方的确是难以准确计数了。

在中医治疗中，一病多方、一方多用是普遍存在的现象，这正是中医学辨证论治这一活的灵魂的体现。中医学家们认真体察、总结异病同治、同病异治的内涵和规律，因人而论，因时而变，因地而异，把灵活思维、灵活选药、灵活拟方、灵活作战的法器应用到了淋漓尽致的程度，充分展示了中医药文化的广袤属性和中医药人的聪明智慧。俗话有"条条道路通北京"之说，不同的方、不同的治，可以达到相同的目的，理一也。这个理，就是中医学的基本原理、基本法则。我们推出的《常见病百家百方丛书》，是对这一原理的具体效法，是汇集古今众多医家的经验，从不同的角度、侧面，不同的思维方法对中医原理的另一种方式的诠释。书名中的"百方"，是个约数，实际上是百首左右的意思。这些处方中，既有来自先贤们的经典方，也有现代医家们的经验方，都是有据可查的。对于处方的出处，引文后都有明确的注明，以表示对原作者、编者、出版者劳动成果的尊重。这里，还要向他们表示衷心的感谢！

《常见病百家百方丛书》，是由国内有经验的专家撰写的。体例统一于以病为单位——一病一书，以方为论据——一病多方的写法，分为"上篇概说"与"下篇百家验方"两部分进行比较系统的表述。概说部分的撰写原则是画龙点睛，点到为止，内容包括疾病的历史源流、病因病机、治疗方法、名家的认识和作者的独特见解等；百家验方部分的撰写原则是深层开掘，广征博引，围绕古今医家治疗该病的验方，选精萃华，明理致用，内容包括方源、药物组成、方义及治疗效果等。选录的病案，有的是典型的"验案"，有的是相关"疗效"方式的综述。给每一首处方"戴上帽子"、加上按语，是本书的特点之一，反映出作者对某病、某方的独特认识和对一些问题的探讨性思考，以及对一些注意事项的说明，内容都是对读者有提示和启迪作用的。

中医药学的发展，始终是与人类的健康需求同步的。如今，中医收治的病种数目已达9213种，基本覆盖了医学的各个科系领域，尤其是在疑难性疾病、慢性疾病、老年性疾病、身心疾病、心血管疾病、肝炎、肿瘤、不明原因性疾病等方面显示出独特的疗效。在对待传染性甲型肝炎、流行性乙型脑炎、流行性出血热、甲型流行性感冒和艾滋病等重大疾病的防治上，也取得了举世瞩目的进展。在疾病谱变化迅速，新的病种不断出现，疾病的不可预知性与医学科学认知的局限性无法对应的今天，中医药如何在保持优势的基础上创新理念、创新手段，做到与时俱进、与病俱进，更有效地服务于人民的健康需求，是时代赋予我们的使命和重托。有数字显示，目前我国高血压病的患病总人数约为1.6亿～2亿人，脂肪肝1.3亿人，乙型肝炎感染者1.4亿人（其中慢性乙肝患者有3000万人），糖尿病患者8000万人，血脂异常者1.6亿人。心脑血管病呈逐年上升之势，每年死亡的人数达200多万人；恶性肿瘤的发病呈年轻化趋势，每年新增的人数有160万人，死亡人数都在140万人以上……这既是整个科学领域的挑战和机遇，也是中医学的挑战和机遇，督促人们去选择、去作为。

基于此，《常见病百家百方丛书》既要选择普遍威胁人类生存，属于中医治疗强项的"慢病"，也要选择新生活状态下不停出现的新病种，属于中医大有作为的"时兴病"，还要选择严重威胁人类健康的重大疾病，属于中医潜能巨大的急重症，作为普及宣传的对象，以便为民众提供实用、有效的防病治病指导。第一批人选的10本书，重点从常见病、多发病出发，首先瞄准第一类慢病中的感冒、咳嗽、慢性胃炎、湿疹、痔病和第二类时兴病中的高脂血症、冠心病、乙肝、痛风、痤疮等。至于属于第三类的急重症，因涉及的治疗方法、手段相对比较复杂，将在以后的选题中专门予以安排。

当前，我国正处于医疗制度改革的关键阶段，实践中表现出的医改与中医药的亲和性更加凸显。中医药简便效廉的特点和人们对中医药的特殊感情，为中医药提供了更能施展才华的广阔舞台。调查显示，全国城乡居民中有90%以上的人表示愿意接受中医治疗，中医医疗服务的需求量已占据整个卫生服务需求量的1/3以上，中医药已成为我国人民防病、治病不可或缺的重要力量。人民的健康生存需要中医，民族的强大昌盛需要中医，国家的发展富强需要中医。但愿《常见病百家百方丛书》能给大众的防病治病带来一丝暖意，为人民的健康事业带来帮助。

2012年6月

编写说明

　　痛风是由于嘌呤代谢紊乱所致的疾病。临床特点为高尿酸血症，急性关节炎反复发作，痛风石形成或关节畸形。痛风病分为原发性和继发性两类，原发性为先天性嘌呤代谢紊乱，或酶的缺陷引起。继发性由于血液病、肾脏病、高血压、心血管病和药物等引起高尿酸血症所致。好发于男性及绝经期女性，男性多于女性，男女比例为20∶1。本病以关节红、肿、热、痛反复发作、关节活动不灵活为主要临床表现。但随着现代生活水平的提高和工作压力的增强，该病有逐渐年轻化的趋势，成为现代社会危害人类身体健康和生命安危的重大疾病之一。

　　现代大量的临床研究表明，中医中药对痛风病的防治疗效大有可观。科学膳食是防治痛风病的重要因素，尤其控制含有高嘌呤饮食是降低痛风发病率的不可缺少的环节。为了让广大的医药工作者和痛风病患者能了解到中医学对痛风病的认识和治疗，并积极应用中医药治疗痛风病，提高痛风的防治效果。在温长路教授的积极倡议和组织下，以痛风病为主线，笔者结合自己临床研究工作心得，精选各家有效的验方，汇集整理为本书，为研究中医药防治痛风病，供基层医务工作者和大众参考。

本书共分上下二篇，上篇介绍了痛风病的基本知识，中西医对痛风病的认识，痛风病治疗常用的中西药物，古今名医家论治痛风病要领及经验，以及痛风病的预防、护理、保健养生及食疗药膳等。下篇详细介绍了100首治疗痛风病行之有效的中药验方，每个验方分别介绍了处方来源、药物组成与服法、功效、治疗效果、验案及按语等。各家验案体现了医家们对验方的独到认识和治疗痛风的独特思路，可对临床辨证论治提供借鉴和启发，对于痛风病的治疗有一定的参考和指导价值。

本书编写中参考引用了国内外有关文献资料，在此表示感谢！因编者水平有限，疏漏之处在所难免，恳请广大读者提出宝贵的意见，以便再版时修订、补充和完善。

编　者

2012 年 6 月

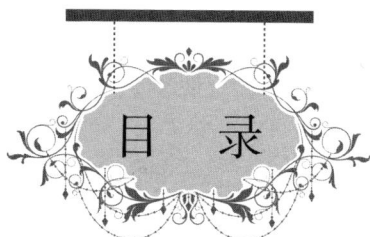

目 录

上 篇 概 说

目
录

1

下 篇 百家验方

概　说

当您或您身边的家人及朋友在夜深人静的时候，因痛风发作而疼痛难当、呻吟不已时，您的心是否仿佛被一颗无形的针刺痛了呢？痛风之痛，犹如虎咬，又如刀割，令人疼痛不已、撕心裂肺，若不是亲身经历或见证，又怎么能明白那令人揪心的痛楚呢？于是，痛风的防治就成了摆在我们面前的一道难题。如今，由张玉萍教授领衔诸位学有专长的专家一道来为大家答疑解惑，上篇先从"中医学对痛风的认识，现代医学对痛风的认识，古今名家治疗痛风要领"三个方面带领大家一起走进"痛风防治"之门！

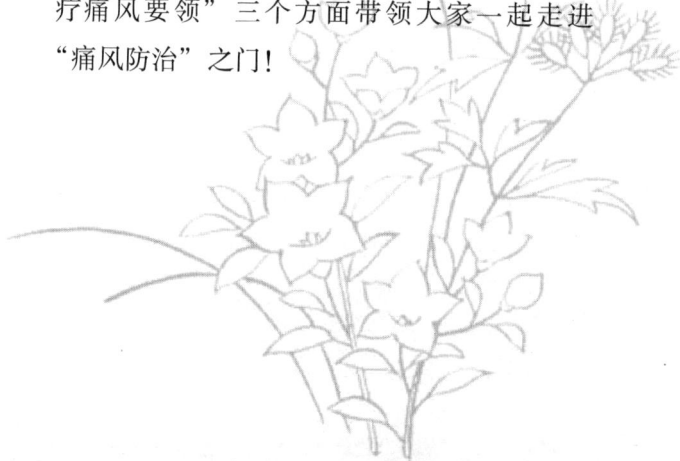

中医学对痛风的认识

一、历史源流

中医对痛风的认识最早见于《黄帝内经》。如《灵枢·贼风》所言："言贼风邪气之伤人也，令人病焉，今有不离屏蔽……猝然病者……此皆尝有所伤于湿气，藏之于血脉之中分肉之间，久留而不去，若有所堕坠，恶血在内而不去，猝然喜怒不节，饮食不适，寒温不时，腠理闭而不通。其开而遇风寒，则血气凝结，与故邪相袭，则为寒痹。其有热则汗出，汗出则受风。虽不遇贼风邪气，必有因加而发焉。"此段文字说明"痛风"患者可不因外感风寒之邪或其他邪气而突然发病。古人并不明确有高尿酸血症及尿酸结晶在组织中沉积而导致痛风发作，仅将其病因笼统地概括为"湿气"，且说明它藏于血脉之中、分肉之间，久留不去，但这与尿酸过多在血液、组织、关节液中沉积的现代医学理论是一致的。也说明了"痛风"的常见诱因，认为"若有所堕坠"、"猝然喜怒不节，饮食不适，寒温不时"均可诱发本病。在此篇的下文中，还认识到本病诱因可非常细微，"其所从来者微，视之不见，听而不闻，故似鬼神"。这一描述与"痛风"发病前一如常人而突然发病、发病剧烈、病因难以查寻的临床表现是一致的。

《金匮要略》对痛风的认识较为丰富，一是将痛风定名为历节，对痛风者的脏器归属、脉证进行了描述。《金匮要略·中风历节》篇曰："寸口脉沉而弱，沉即主骨，弱即主筋，沉即为肾，弱即为肝，如水伤心，历节黄汗出，故曰历节。"又曰："少阴脉浮而弱，弱则血不足，浮则为风，风血相搏，即疼痛如掣。盛人脉涩小，短气自汗出，历节疼，不可屈伸，此皆饮酒汗出当风所致。诸肢节疼痛，身体尪羸，脚肿如脱，头眩短气，温温欲吐，桂枝芍药知母汤主之。"在张仲景看来，痛风的发病与肝肾两虚有关，表现为脉沉和脉弱；与气血俱虚、风寒内侵、气血凝滞有联系，故脉象表现为浮、弱或涩。其症状为"疼痛如掣"、"历节疼，不可屈伸"，对痛风的体质、体征作了描述，好发于体胖之人（"盛人"），关节肿大，以足肿为甚等。同时提出了桂枝芍药知母汤为代表方剂，至今仍有临床指导意义。二是强调了饮食不节与痛风的关系。"味酸则伤筋，筋伤则缓，名曰泄。咸则伤骨，骨伤则痿，名曰枯。枯泄相搏，名曰断泄。荣气不通，卫不独行，荣卫俱微，三焦无所御，四属断绝，身体羸瘦，独足肿大，黄汗出，胫冷，假令发热，便为历节也"。认为过食酸咸之品，内伤肝肾，筋骨受损，发为"痛风"。三是对尿酸性肾病作了观察，将其命名为黄汗，"黄汗之为病，身体肿，发热汗出而渴，状如风水，汗沾衣，色正黄如柏汁，脉自沉"。其表现与尿酸肾病的临床表现颇为相似。

梁代陶弘景在《本草经集注》中最早提出"痛风"之名："独活，味苦、甘、平、微温，无毒。主治风寒所击，金疮止痛，贲豚，痫痉，女子疝瘕。治诸贼风，百节痛风无久新者。

久服轻身，耐老。"此时痛风仅作为一个症状首次被提出。至唐代《外台秘要》谓之"白虎病"，如曰："《近效》论白虎病者，大都是风寒暑湿之毒，因虚所致，将失摄理，受此风邪，经脉节滞，血气不行，蓄于骨节之间，或在四肢，肉色不变，其病昼静而夜发，发即彻髓酸痛不歇，其病如虎之啮，故名曰白虎之病也。"论述了"痛风"的特点为白天痛轻或不痛，入夜痛剧，皮色不改变，疼痛性质如虎之咬，故称白虎病。其病机为外寒与内热相搏，汗浊凝涩，经脉节滞，风寒暑湿之毒蓄于骨节之间。

　　隋代医家巢元方在《诸病源候论·历节风候》中描述痛风发作为"历节风之状，短气，自汗出，历节疼痛不可忍，屈伸不得是也"，"脚下有结物，牢铷如石，痛如椎刀刺"，"饮酒当风，汗出入水，遂成斯疾，久而不愈，令人骨节蹉跌为癫病者"。《太平圣惠方》有"白虎风"的描述："夫白虎风病者，是风寒湿之毒，因虚所起，将摄失理，受此风邪，经脉结滞，血气不行，蓄于骨节之间，或在四肢，肉色不变，其疾昼静而夜剧，即彻骨髓酸疼，其痛如虎之啮，故名白虎风病也。"其症状描述与现代痛风性关节炎症状较为相似。

　　金元时期，朱丹溪在首次提出了中医"痛风"之病名、并阐述病因病机的同时，也给出了治疗方药。如《格致余论》曰："彼痛风者，大率因血受热已自沸腾，其后或涉冷水，或立湿地，或扇取凉，或卧当风。寒凉外抟，热血得寒，污浊凝涩，所以作痛。夜则痛甚，行于阴也。"又如《金匮钩玄》所云："四肢百节走痛：风热，风湿，血虚，有痰。"提出了痛风的病因病机为血虚血热之体感受风寒湿邪，污血浊痰凝涩经络而肢体疼痛。《丹溪心法》明确了痛风的治疗方药，如"因于风者，小续命汤；因于湿者，苍术、白术之类，佐以竹沥；因于痰者，二陈汤加酒炒黄芩、羌活、苍术；因于血虚者，用芎归之类，佐以红花、桃仁"。元代之后对痛风病机立论或病状描述所增不多，但对辨证的归类有所发展。

明代医家李梴在《医学入门·痛风》中说：形怯瘦者，多内有血虚生火，形肥勇者，多外因风湿生痰，以其循历遍身，曰历节风；甚如虎咬，曰白虎风；痛必夜甚者，血行于阴也。

《证治汇补》强调的辨证要点分为肥瘦，分昼夜以及辨脉。如曰："瘦人多阴虚火旺，血不荣筋。肥人多风湿生痰，流注经络。"又曰："阴虚则脉弦散，而重在夜；阳虚则脉虚大，而重在昼。"

由此可见，中医对痛风的认识早有所成，只是国内处于发病率的低趋势，直到20世纪80年代，随着我国人民生活水准的日益提高，痛风发病呈上升趋势，对于痛风的治疗，日益得到医家们的关注。近年来，结合现代医学对痛风的研究进展，医学领域有丰富的治疗与研究，获得满意的疗效。中医中药治疗痛风，医家通过临床实践，认识本病的发病与变化。朱良春提出本病"似风非风"，本病乃痛风浊毒留滞血中，不得泄利，初始未甚，可不发病，然积渐日久，愈滞愈甚，或偶逢外邪相合，终必瘀结为害，或闭阻经络突发骨节疼痛，或兼夹凝痰发生痛风结节。钟世耀在临床上观察到由于体质不同，痛风的发病、病理变化、预后转归亦不同，认为痛风有宿根，与先天禀赋遗传有关，其舌质多紫黯有瘀点，脉多弦或滑，脏腑积热体质和饮食不节是痛风的主要病理机制，浊毒，瘀结日久闭阻经络，突出骨节则痛，或兼痰凝而变生痛风结节，久之痰浊瘀腐则溃流脂浊，痰瘀胶固以致僵肿畸形。

二、病因病机

痛风的病因病机为风寒湿暑等外邪入侵机体，致使气血凝涩，筋脉流行不畅而疼痛；或因机体气血亏虚、劳倦、阳气虚弱、久病等；风寒暑湿外邪易于侵入，病邪深入，留连筋骨血脉而为痹痛；或因膏粱厚味，饮食失节；或因七情思虑耗伤阴血，郁而化热，血虚血燥，又感受外邪，气血凝滞为痰为瘀，阻塞脉络而作痛；或因痢后过早用涩药，致使恶血入络作痛。

根据中医学理论，现代中医学者对痛风的病因病机也是各抒己见，大体分以下3类。

（一）内因致病说

马武开[1]报道痛风"多由于素体肥胖，过食膏粱厚味，或醇酒肥甘"，致痰内生，流窜肢节所致。周海蓉[2]认为痛风性关节炎的发病以内因为主，多由于素体阳盛，脾肾功能失调，复因饮食不节，嗜酒肥甘，或劳倦过度，情志过极，脾失健运，肝失疏泄，聚湿生痰，血滞为瘀，久蕴不解，酿生浊毒，湿热瘀毒外则流注经络关节，甚则痰瘀浊毒附骨，出现痛风结节；内则流注脏腑，加重脾运失司，升降失常，穷则及肾，脾肾阳虚，浊毒内蕴发为石淋、关格。本病以脾肾失调、脏腑蕴热为本，以湿热痰瘀浊毒为标。因此，周氏认为痛风性关炎节与六淫外邪无直接关系，不同于正气不足、外感风寒湿热邪气痹阻经络之痹证。赫伟彦[3]报道盖国忠教授论治急性痛风关节炎经验，盖氏认为此湿毒之邪非受自于外，而主生于内。大凡痛风患者多有先天禀赋不足，或素体脾虚，或年迈脏气日衰，若加之饮食不节，沉湎醇酒，恣啖膏粱厚味，长此以往，致脾失健运、升清降浊无权，肾乏气化而分清别浊失司，于是水谷不归正化，湿毒随之产生，滞留血中则瘀结为患。名老中医奚九一教授[4]提出"脾肾两虚、内湿致痹"的观点，认为痛风是由于先天禀赋不足，年高肾气虚损，或后天多食膏粱厚味，日久伤脾生湿，脾失健运，肾蒸腾气化失司，津液代谢障碍，内湿滋生稽留。湿邪留于营血则为高尿酸血症，注于关节便发为痛风性关节炎之症，湿凝肌腠即为结石之顽症，湿浊凝聚成石，窃居关节、肌膜、尿路，入里损肾致痛风肾病之顽症。

（二）内外因并论

金实[5]认为痛风的病因不外内外二因。内因为素体禀赋不足、肝脾肾功能失调，肾精不足，无以壮骨生髓、濡养五脏；脾失健运，则生化乏源，无以运化精微，精微不得布散，反而聚湿生痰；肝的阴血充盈，筋得其养，关节才能灵活而有力，肝血不足，筋失所养，则见关节活动不利。若复因饮食劳倦、七情所伤等酿生湿浊，其时内外湿邪合而为患，湿浊蕴毒，流注关节、肌肉、骨骼、气血运行不畅，故而形成痹痛。黄伯灵[6]教授认为本病的发生乃因平素过食膏粱厚味，以致湿热内蕴，复感风寒之邪，寒邪久郁化热，湿热凝炼生痰流注肢节，痹阻经络，故见局部红肿疼痛，甚则剧痛难忍，昼轻夜甚，反复发作。陈德济[7]教授认为痛风是由于脾肾两虚，运化失司，或因过食膏粱厚味，以致湿热内蕴，浸渍于肌肉关节，又兼外感风湿之邪，侵袭经络，气血运行不畅，不通则痛。痛风反复发作，病久必致肝肾阴血亏损，骨失所养，不荣则痛。急性期多为湿热蕴结，间歇期多为肝脾肾虚，病理因素为浊毒瘀痰。

（三） 内外诱因并论说

路志正等[8]报道认为先天性脾肾功能失调，致湿浊内聚，久之湿浊内盛或湿浊化热，流注关节肌肉、筋骨、闭阻经脉，即可出现痹痛，甚或湿浊流注内脏，可伴发石淋、肾病等疾患。若内有湿浊留聚，加之外感风寒湿热之邪，内外合邪，则加重经脉闭阻，极易发病，湿浊内聚，一旦劳倦过度，或七情内伤，或酗酒食伤，或关节外伤，或复感外邪，则可诱发本病。叶氏亦指出"脏腑经络先有蓄热，复感风寒湿邪"，部分患者由酒食所伤而诱发。

纵观各医家的观点可归纳为：痛风形成的主要原因在于先天禀赋不足，后天嗜食膏粱厚味，日久伤脾，或年老脾肾功能失调，并与饮食、劳倦、外感、环境等诱因有关。痛风性关节炎其关节局部症状似痹似风，但这仅仅是病之标，而嘌呤代谢紊乱所致的高尿酸血症才是其病理根本。对于高尿酸血症，中医认为是浊毒也。尿酸浊毒之邪并非受于外而生于内，乃脾肾化清降浊功能失调所致。脾肝肾功能低下，水津输布、气血运行失常，生痰生瘀，痰瘀交结，而体内生理病理产物又不能及时排出，造成浊气堆积，蓄积体内，即是形成高尿酸血症，发生痛风的病理基础。每因劳倦过度，或七情内伤，或酗酒食伤，或关节外伤，或复感风寒湿邪诱发本病。痛风病好发于中老年人，以中老年男性和绝经后的女性为多。中老年人的生理特点是肾气渐虚，骨髓不充，骨失所养，易招致外邪侵袭。若肾虚水液代谢失调，湿浊留滞不化，瘀滞气血不行，亦为引起痛风的重要因素。痛风病久入肾，终使肾脏益损而形成痛风肾病，即本病以脾肾亏虚为本，湿热痰瘀浊毒瘀阻经脉、骨节为标，属本虚标实之证。

三、临床表现

痛风的症状表现为肢体关节或全身筋骨疼痛，多数表现为痛处固定不移，或肿胀、发热，或结块固定，屈伸困难，严重者全身走窜、疼痛剧烈，夜间疼痛明显较白天重。一般无明显的外感表证，可兼有黄汗、大便闭结等，病情严重时可有发热等全身症状。脉象沉弦和涩小或浮弱。病情渐进性发展，或不规则发作。痛风应与痿证相鉴别，《景岳全书》说到痛风与痿证的区别，"痿证之不动，痛风之不静"，可以看出痛风常有疼痛走注的特点，而痿证发病部位固定不动。痿证以手足软弱无力、肌肉消瘦为特征表现，痛风的特征表现为关节部位的疼痛，无肌肉消瘦，且不局限于四肢部位，因此不难鉴别。

四、治则治法

（一）原理研究

狭义的痛风因外受风寒湿暑热等侵袭，内因饮食、情志等郁而化热耗伤阴血，机体血虚血热，内外合邪导致气血流通不畅，痰浊瘀血阻滞筋脉，表现为肢体骨节疼痛，痛处固定，或有肿大，甚者全身骨节走注掣痛且疼痛剧烈如虎咬，亦称白虎历节风。

痛风的辨证以病因辨证为主，须分清正邪和气血。外分风、寒、湿邪，内分血虚、血瘀、痰湿、体虚等；辨别邪在气分还在血分，邪在气分病情较轻，邪在血分病情较重。治疗原则以辛温行血为基础，重视祛除外邪与调理气血并重，根据证型选用祛风散寒去湿、养血活血化瘀、清解里热、养阴解毒等治法。痛风应以病因风、寒、湿、痰、血为辨证分型的基本要素，它们之间的兼夹证型共同构成了痛风常见的证型：风气盛、风寒、风热、风湿、风邪湿毒、寒湿、寒湿血瘀、虚寒、湿盛、湿兼风寒、湿热、暑湿相搏、痰盛、痰湿、血虚、血虚气弱、血虚风湿凝滞、血虚湿热、血虚痰浊、血瘀、血瘀有热、阴虚有热、火热、风热血燥、劳倦等。

（二）治疗方药

在痛风发展的一千四百多年间，医家通过临床实践积累了大量的辨证论治理论和有效治疗方药，可以被现代临床借鉴和参考。

1. 治疗痛风有效药物

麻黄、羌活、防风、苍术、独活、桔梗、茜根、紫葳、苍耳子、牵牛子、闹羊花、芫花、草乌头、附子、百灵藤、石南藤、青藤、薏苡仁、豆豉、松节、桂枝、海桐皮、五加皮、地骨皮、蚕砂、蝎梢、蚯蚓（地龙）、穿山甲、守宫、白花蛇、乌蛇、五灵脂、虎骨①、樟木屑、枫柳皮、硫黄、葱白、石榴壳、驴骨、半夏、天南星、大戟、甘遂、威灵仙、黄芩、秦艽、龙胆草、木通、防己、木鳖子、姜黄、白芥子、橘皮、槟榔、枳壳、黄柏、竹沥、苏枋木、滑石、羚羊角、羊胫骨、海浮石、钩藤、金雀花根、乳香、水蛭、没药、大黄、红蓝花、桃仁、骨碎补、当归、川芎、芍药、地黄、丹参、牛膝、石斛、天麻、萆薢、狗脊、土茯苓、锁阳、罂粟壳、松脂、白花

---

① 虎骨：已禁用，可用狗胫骨代用，下同。

菜、芥子、蓖麻油、鹈鹕油、羊脂、野驼脂、牛皮胶。

　　古籍中记载治疗痛风的中药始于南北朝时期的《本草经集注》，只载一味独活能治疗痛风，唐代又增加了驴骨、羌活两味，宋代本草还是记载独活治痛风，金元时期又记载威灵仙治疗痛风，这四味药都为祛风湿散寒药，种类和功效比较单一。明代的《本草纲目》记载治疗痛风中药84味，并分为祛风湿风寒药、祛风热痰湿药、补益药、外治药四类论述，分别对应不同证型，使治疗痛风的中药不只单纯的局限于祛风湿风寒药，其记载的治疗痛风中药基本趋于完备。其他明清医家又有个别增补，使治疗痛风的中药达到95味之多。痛风中药对应于痛风的基本病因辨证分型，分为祛风寒风湿、祛风热痰湿、活血化瘀、补益药、外用药五类，临床可根据实际辨证选择用药。

2. 治疗痛风有效方剂

宋代： 活血丹（川乌、乳香、草乌、地龙、天南星、没药、牛膝、木瓜），主治风湿流注经络瘀而作痛。

金元时期： ①痛风通治方（苍术、南星、川芎、白芷、当归、酒黄芩），主治风、湿、热、痰流注经络而作痛。②上中下通用痛风方（威灵仙、南星、川芎、桃仁、白芷、桂枝、防己、苍术、黄柏、红花、羌活、神曲、草龙胆），主治风、湿、热流注全身上下之痛风。③小续命汤（防风、麻黄、防己、人参、黄芩、桂枝、甘草、芍药、川芎、杏仁、附子、生姜），主治正虚邪热证痛风。④四物汤加减方（四物汤加桃仁、牛膝、陈皮、甘草、白芷、黄芩、草龙胆），主治血虚痰逐经络之痛风。⑤阴火痛风方（人参、白术、黄柏炒黑、山药、海石、锁阳、干姜、南星、败龟板、熟地黄），主治血虚痰浊、阴火痛风。⑥二陈汤加减方（二陈汤加酒炒黄芩、羌活、苍术），主治痰浊痛风。⑦二妙散（黄柏、苍术等分），主治湿热痛风。⑧酒湿痰痛风方（黄柏、威灵仙、苍术、羌活、甘草、陈皮、芍药），主治酒湿痰痛风等。

金元时期治疗痛风开创了根据病因辨证用方的原则，辨证用药不仅祛除风寒湿热等外邪，还注意机体自身的病理变化和外邪入侵之后的转变，将祛邪与扶正结合，祛邪的同时强调养血活血。

明代： 明代医家对痛风的病因辨证分型有 20 型之多，还有很多方剂没有指明对应证型。以下按照病因辨证分型并选取金元时期没有记载的方剂。

风寒证： ①消风饮（陈皮、白术、当归、白茯苓、防己、独活、木瓜、秦艽、半夏、牛膝、桂枝、玄胡索、羌活、枳壳、甘草、防风）。②解表升麻汤（柴胡、升麻、藁本、羌活、防风、麻黄、苍术、陈皮、甘草、当归）。

风湿证： 益气汤加味（黄芪、白术、陈皮、升麻、柴胡、人参、炙甘草、当归、羌活、防风、藁本、苍术）。

风痰证： ①《万病回春》一方（当归、川芎、白芷、黄芩、黄连、羌活、苍术、防风、桔梗、南星、半夏、桂枝、甘草），除湿蠲痛汤加竹沥、姜汁，大橘皮汤加苍术。②复煎汤（苍术、羌活、升麻、泽泻、柴胡、藁本、白术、黄柏、红花）等。

湿热证： ①《万病回春》二方（当归、白芍、白术、苍术、半夏、陈皮、茯苓、黄柏、威灵仙、川牛膝、桃仁、红花、甘草）。②清湿化痰汤（南星、半夏、陈皮、茯苓、苍术、羌活、片黄芩、白芷、白芥子、甘草、木香）。

湿火证：①灵仙除痛饮（麻黄、赤芍、防风、荆芥、羌活、独活、白芷、苍术、威灵仙、片黄芩、枳实、桔梗、葛根、川芎、归尾、升麻、甘草）。②秦艽羌活汤（秦艽、羌活、陈皮、威灵仙、黄芩、当归、茯苓、半夏、防风、防己、牛膝、木瓜、薄桂）。

暑湿相搏证：①五苓散合败毒散，加当归、赤芍。②复元通圣散等。

寒湿证：①续断丸（黄芪、人参、白茯苓、山茱萸肉、薏苡仁、续断、防风、桂心、山药、白术、熟地黄、牡丹皮、麦门冬、石斛、鹿角胶）。②防己黄芪汤或五痹汤等。

寒湿血瘀证：麒麟竭散（血竭、乳香、没药、白芍药、当归、水蛭、麝香、虎胫骨①）。

痰证：①王隐君豁痰汤（二陈汤加姜汁、竹沥）。②控涎丹等。

痰甚结块证：清湿化痰汤加乳香、没药、海石、朴硝。

火热证：潜行散加竹沥。

血虚证：四物苍术各半汤吞活血丹，疏经活血汤（当归、白芍、生地、苍术、牛膝、陈皮、桃仁、威灵仙、川芎草、汉防己、羌活、防风、白芷、龙胆草、茯苓、甘草）。

血虚湿热证：当归拈痛汤（当归、羌活、防风、茵陈、苦参、知母、黄芩、泽泻、猪苓、茯苓、苍术、白术、人参、甘草、升麻、葛根）。

血瘀证：舒筋散（延胡索、当归、桂枝），乳香定痛丸

---

① 虎胫骨：已禁用，可用狗胫骨代用，下同。

（苍术、川乌、当归、川芎、乳香、没药、丁香）。

瘀血湿痰证：赶痛汤（乳香、没药、地龙、香附、桃仁、红花、甘草节、牛膝、当归、羌活、五灵脂）。

热毒流注证（结阳肢肿）：犀角汤（犀角①、羚羊角、前胡、栀子仁、黄芩、射干、大黄、升麻、豆豉）。

上下体痛：羌活汤加减（羌活、苍术、黄芩、当归、芍药、茯苓、半夏、香附、木香、陈皮、甘草）。

痛如虎咬：舒筋立安散（防风、羌活、独活、茯苓、川芎、白芷、生地、苍术、红花、桃仁、南星、陈皮、半夏、白芍、威灵仙、牛膝、木瓜、防己、酒黄芩、连翘、木通、龙胆草、附子少许、甘草）（《万病回春》）。

血气虚弱证：参五秦艽汤（当归、赤芍、苍术、生地黄、草薢、黑狗脊、川芎、羌活、秦艽、川独活、五加皮、黄连、黄柏、红花、黄芩、黄芪、人参、牛膝、杜仲、生甘草）。

劳倦身痛证：十全大补汤（川芎、当归、地黄、芍药、苍术、人参、茯苓、甘草、黄芪、肉桂）。

阴虚有热证：六味地黄丸加山栀、柴胡。

虚寒证：加味五积散（当归、川芎、白芍、陈皮、半夏、苍术、茯苓、厚朴、羌活、独活、枳壳、桔梗、白芷、干姜、肉桂、麻黄、甘草、穿山甲）。

除以上辨证治疗痛风外，还有秘传飞步丸、秘传捉虎丹、秘传愈疯丹、秘传风藤造酒方、秘传阿魏万灵膏、痛风丸、麻黄赤芍汤、甜瓜子丸、四妙散、龙虎丹、古龙虎丹、古乌龙丹等。

---

① 犀角：已禁用，可用水牛角代，下同。

明代痛风治疗方剂用药与金元时期有所不同，不只局限在祛风湿散寒、清热活血的基础用药，还有解表发散药、温阳散寒药、理气行气药、补益肝肾药等的大量运用，如麻黄、柴胡、升麻、藁本、乌药、肉桂、干姜、陈皮、延胡索、橘红、虎胫骨、鹿角胶等。祛痰化痰药也与前代不同，除半夏、南星之外，还较多应用竹沥、白芥子等。活血祛瘀药也不只是桃仁、红花，还有五灵脂、赤芍、血竭等。明代对痛风治疗在重视风、寒、湿、痰、血等基础病理因素的基础上，还提出因火、风痰、湿火所致的痛风以及气血亏虚、劳倦、虚寒等导致的痛风虚证，用药注重清热利湿和补气养血补阳等。清热祛湿常用黄柏、酒炒黄芩、白芍、苍术、牛膝、半夏等相配；祛风痰用当归、白芷、酒炒黄芩、羌活、苍术、防风、南星、半夏等配伍；补益气血和补益肝肾常用人参、五加皮、杜仲、黄芪、肉桂、当归等。并认识到痛风愈后应调理，用皮骨散，虎骨、牛膝补肝肾、祛风湿，白花蛇、僵蚕、全蝎祛风活络化痰，桂心苦辛走血，还能益精、补劳伤、暖腰膝、续筋骨，防风配天麻可疏散外风、息风止痉，配当归、甘草可祛风散寒、胜湿止痛，乳香、麝香活血祛瘀止痛，全方补益肝肾、强筋骨、散风活血，扶正祛邪而不受痛风之苦。

清代：清代医书中记载痛风方剂的著作更多，绝大多数还是以病因辨证为基础，现将方药归纳如下。

风气盛：①许学士痛风方（川乌、黑豆、全蝎、地龙、麝香），防己汤（防己、茯苓、白术、桂心、生姜、乌头、人参、甘草）。②黄芪汤（黄芪、防风、附子、川芎、麻黄、当归、甘草、芍药）。③临河风气药酒（当归身、白芍药、薏苡仁、生地、香附、杜仲、虎骨、秦艽、真川芎、川续断、羌活、五加皮）。

风痰风湿证：风湿药酒（大生地、酸枣仁、当归身、海桐皮、羌活、川萆薢、地骨皮、川牛膝、桂枝、甘草）。

风毒证：石膏汤（石膏、麻黄、杏仁、鸡子、甘草）。

风湿俱盛：①大羌活汤（羌活、升麻、独活、威灵仙、苍术、防己、白术、当归、泽泻、茯苓、甘草）。②附子八物汤（附子、干姜、芍药、茯苓、人参、甘草、桂心、白术），并祛丹（黄芪、白术、茯苓、甘菊花、炙甘草、羌活、防风）。③芪术两活汤（人参、肉桂、白术、黄芪、茯苓、甘草、羌活、独活）。④周鹤仙黄芪汤（嫩黄芪、白术、生地黄、玄参、甘菊花、紫金锭、罂粟壳、闹阳花、麻黄、自然铜、寒水石、草乌、乳香、全蝎、川芎、当归、白芷、甘草）。

火热证：①清热定痛汤（生地、玄参、麦冬、知母、黄连、石膏、黄柏、黄芪、甘草）。②犀角散（犀角、羚羊角、前胡、黄芩、栀子、大黄、升麻、射干、豆豉）。

血虚风湿证：祛风逐湿散（番木鳖、穿山甲、熟附子、桂枝、当归、延胡索）。

湿气为盛：解湿汤（薏仁、芡实、茯苓、车前子、白术、肉桂）。

证属留饮：半夏芩术汤（苍术、白术、半夏、南星、黄芩、香附、陈皮、赤茯苓、威灵仙、甘草）。

寒湿俱盛：防风天麻汤（当归、川芎、羌活、防风、荆芥、白芷、天麻、草乌、白附子、滑石、甘草）。

阴分伏热证：东垣滋肾丸（黄柏、知母、肉桂）。

风热血燥证：加减逍遥散（当归、白芍、熟地、川芎、柴胡、防风、薄荷、连翘、山栀、麦冬、甘菊花、丹皮）。

痢后痛风：补中益气汤加羌活、独活、虎骨、松节、乳香、黄柏、苍术、桃仁。

寒凝血瘀证：①活络流气饮（红花、连翘、当归、羌活、柴胡、木鳖肉、通草、白芷、桔梗、薄荷、川芎、猪牙皂角、威灵仙、升麻、甘草）。②赤芍药散（赤芍药、附子、桂心、川芎、当归、汉防己、萆薢、桃仁、海桐皮）。

湿痰结块证：①消块止痛丹（人参、黄芪、防风、半夏、羌活、白术、桂枝、茯苓、薏仁）。②防芪分湿汤（黄芪、白术、茯苓、薏仁、防风、柴胡、天花粉、桂枝、麻黄）。

痛甚体虚证：①中行丸（白芍药、甘草、犀角屑①、威灵仙）。②麝香丸（川乌、全蝎、黑豆、地龙、麝香）。③擒虎散（没药、当归、黑牵牛、大黄、甘草）。④虎胫骨浸酒方（虎胫骨、牛膝、芍药、防风、桂枝），没药散（没药、虎胫骨）。

3. 通治方

痛风通治方；①通治痛风主方（当归、秦艽、防风、川芎、羌活、车前子、黄芩、枳壳）。②通用痛风方（制苍术、泡南星、酒炒黄柏、桃仁、炒神曲、龙胆草、川芎、防己、白芷、羌活、桂枝、红花、当归尾、威灵仙）。③参五秦艽汤（当归、生地、赤芍、川芎、蜜黄芪、炙甘草、牛膝、杜仲、红花、秦艽、羌活、独活、五加皮、制苍术、炒萆薢、黄柏、川黄连、黄芩）。④十生丹（当归、川芎、羌活、防风、独

---

① 犀角屑：已禁用，可用水牛角粉代，下同。

活、天麻、川乌、草乌、何首乌、海桐皮）。

痛风药酒方：鳖甲、甘菊花、防风、杜仲、人参、甘枸杞、粉丹皮、石菖蒲、秦艽、虎骨、川羌活、油松节、牛蒡子、白术、黄芪、远志、山萸肉、桔梗、苍耳子、僵蚕、白茯苓、牛膝、川萆薢、石蟹、天花粉、熟地、明天麻、白芍、白附子、独活、天南星、荆芥、广陈皮、白芷、茅苍术、川芎、当归。

清代医家对痛风的病因辨证突出风邪病因，辨证分型也以风为主，有风气胜、风痰、风湿、风毒等。祛风药物如乌头、附子、全蝎、地龙、麻黄、防己等。另外，《辨证录》的并祛丹和芪术两活汤以及《疡医大全》的黄芪汤以治风湿痛风，认为风湿入骨髓属肾，不可泻肾之风湿而应泻阳明胃与大肠之风湿，则肾之风湿自去。先用气分药使邪祛除，再用补肾药补其骨髓，病才能愈。用黄芪、白术提邪出气分，羌活、独活、防风祛风胜湿，甘菊花、生地、玄参补少阴肾之精血而益骨髓，诸药相合则祛风湿而补肾填髓。其次，注重滋阴养血药物的运用，白芍、知母、天花粉、麦冬、甘菊花等应用很多，并配黄芪、川芎行气活血。如若痛风久用辛温药不效时，应该用柔润息肝风法治疗，药用黑芝麻、生黄芪、当归须、菊花、葳蕤（玉竹）、麦冬、桑叶、蒺藜、阿胶之类，滋养肝阴肝血，则筋骨濡润而不痛。《医学传灯》则更加重视血虚在痛风发病中的作用，将肝经血少、热极生风作为痛风的病因病机，证属风热血燥，用养血滋阴、清热泻火的加味逍遥散主治痛风。还重视滋补药物的应用，虎骨、杜仲、龟板、人参、首乌、鳖甲、山萸肉、川续断、黑豆等多次配合其他药物以补气补肾填精血。

五、特色优势

在我国，由于缺乏对痛风危害性的足够认识，很多人会忽视前期的治疗，从而错过了最佳的治疗时机。随着生活水平的提高，以前发病率较低的痛风病，逐年呈上升趋势。据世界卫生组织统计报告：5～20 年的痛风患者 30% 引发肾炎、肾衰竭，最终发展成尿毒症而死亡；50% 以上的痛风患者出现阳痿、心脏病、关节严重变形导致残废。平均寿命比正常人短 10～20 年。为此治疗痛风病，要突破早期诊断，抓紧尽早治疗是促使本病及早愈合的关键。而早期诊断与治疗，贯穿中医中药的治疗，加上有效的高嘌呤饮食的控制，以及患者有关肥胖、高脂血症、高血压、糖尿病等的及时治疗，可以控制疾病的发展，而当这些疾病同时发生在一个患者身上时，更要运用中医学的整体观思路，辨别主次，理清治疗先后的思路，运用具有优势的中医中药治疗，能控制痛风病的恶化。

现代医学对痛风的认识

一、现代医学对痛风病的诊断

（一）痛风的定义

痛风，又称高尿酸血症，是一种因嘌呤代谢障碍，使尿酸累积而引起的疾病；属于关节炎的一种，又称代谢性关节炎。女性一般在 50 岁之前不会发生痛风，因为雌激素对尿酸的形成有抑制作用；但是在更年期后会增加发作概率。

痛风为嘌呤代谢紊乱和（或）尿酸排泄障碍所致血尿酸增高的一组异质性疾病。其临床特点是高尿酸血症、痛风性关节炎反复发作、痛风石沉积、特征性慢性关节炎和关节畸形，常累及肾引起慢性间质性肾炎和肾尿酸结石形成。可分为继发性和原发性两类[9]。原发性高尿酸血症导致的痛风成为原发性痛风，其中 1% ~ 2% 是由于性联遗传障碍酶缺陷引起的；常伴有高脂血症、糖尿病、高血压、动脉硬化症和冠心病。继发性痛风，是由于肾脏病变、血液病及药物作用等多种原因所造成的[10]。

中医学无类似现代医学痛风病的确切描述和记载。目前对痛风的病名归属，医学家们意见不一，因其临床表现比较复杂，很难用一个中医病名概括，痛风的命名应根据不同发展阶段的主要矛盾来灵活掌握。以急、慢性关节炎为主要表现时，应属于"痹证"、"痛风"、"白虎历节风"范畴；以尿路结石、肾结石为主要表现时，属于"淋证"、"腰痛"范畴；以肾脏病变、肾功能不全为主要表现时，属于"腰痛"、"水肿"、"关格"三类。可将痛风病名概括为是一种以受累关节剧烈疼痛为主要临床表现的疾病。本病与禀赋不足有关，其诱发因素与饮食失调密切相关。

大多数学者、医家认为痛风属于中医痹证范畴，相当于现代医学中类风湿性关节炎、风湿性关节炎等自身免疫病，现代医学痛风是一种以高尿酸血症为主的新陈代谢疾病，包括了痛风性关节炎及痛风性肾病。两者有着本质的不同。古代"痛风"、历节病的某些症状描述与现代医学痛风的临床特点惊人的相似，其诱因、禁忌与现代医学痛风的观点几乎一致。但是，古代"痛风"、历节病的另一些症状与现代医学痛风的临床表现又不完全相同。所以，古代"痛风"、历节病可能包括了现代医学痛风性关节炎、类风湿性关节炎、风湿性关节炎、骨关节炎、肩关节周围炎等多种关节炎。另外，现代医学痛风有急性期、间隙期、慢性期之分，而古代中医多重视急慢性发作期而忽视间隙期，故现代医学痛风又不单统属于古代"痛风"、历节病范畴之内。可见，古代"痛风"、历节病与现代医学痛风的涵义也存在交错重叠的关系。现代医学痛风可以参照古代痹证、历节病、"痛风"等疾病的相关的证候进行辨证施治。

（二）痛风的诊断

关于痛风的诊断，国内目前还没有统一的标准。目前多采用美国风湿病协会在 1977 年制定的关于急性痛风性关节炎的分类标准和美国 Holmes1985 年的标准以及 1995 年我国国家中医药管理局颁布的《中医病证诊断疗效标准》中医对于痛风的诊断依据。

1. 美国风湿病协会在 1977 年制定的关于急性痛风性关节炎的分类标准

滑囊液中查见特异性尿酸盐结晶；或痛风石经化学方法或偏振光显微镜检查，证实含有尿酸钠结晶；或具备下列临床表现，实验室检查和 X 线征象等 12 项中的 6 项者：1 次以上的急性关节炎发作，炎症表现在 1 天内达到高峰，单关节炎发作，患病关节皮肤呈黯色，第一跖趾关节疼痛或肿胀，单侧发作累及第一跖趾关节，单侧发作累及跗骨关节，有可疑的痛风石，高尿酸血症，X 线显示关节非对称性肿胀，X 线摄片示骨皮质下囊肿不伴骨质侵蚀，关节炎症发作期间关节液微生物培养阴性。

2. 根据美国 Holmes1985 年的标准

①在滑囊积液的白细胞内有尿酸盐结晶；②痛风结节针吸或活检中有尿酸盐结晶；③为查出特殊的尿酸盐结晶但有高尿酸血症，典型急性关节炎发作及无症状间歇期，对秋水仙碱治疗有特效者。具备三条中任何一条即可确诊。

3. 1995 年我国国家中医药管理局颁布的《中医病证诊断疗效标准》中医对于痛风的诊断依据

①多以单个趾指关节，猝然红肿疼痛，逐渐痛剧如虎咬，昼轻夜甚，反复发作，可伴发热、头痛等症。

②多见于中老年男子，可有痛风家族史。常因劳累、暴饮

暴食、吃高嘌呤食物、饮酒及外感风寒等诱发。

③初起可单关节发病，以第一跖趾关节为多见，继则足踝、足跟、手指和其他小关节出现红肿热痛，甚则关节腔可渗液。反复发作后，可伴有关节周围、耳郭、耳轮、指间出现"块瘰"（痛风石）。

④血尿酸、尿尿酸增高。发作期白细胞总数可升高。

⑤必要时作肾 B 超探测、尿常规、肾功能等检查，以了解痛风后肾脏病变情况。X 线摄片检查可见软骨缘邻近关节的骨质有不整齐的穿凿样圆形缺损。

4. 根据上述诊断标准，从事痛风诊断及治疗的临床医家，提出了各自的诊断标准，归纳如下

①多在劳累、饮酒、精神紧张、高嘌呤饮食等诱因下急性发作，局部关节红肿热痛，压痛明显。

②多在夜间发病，昼轻夜甚。

③多非对称性单关节受累，第一跖趾关节首发急性关节炎症。

④秋水仙碱治疗能迅速改善关节症状。

⑤高血尿酸症：男性大于 416.5μmol/L，女性大于 357μmol/L。

⑥关节腔滑囊液检查有尿酸盐结晶。

⑦关节周围耳轮或其他部位出现结节，并证明是含有尿酸结晶的痛风石，此点是诊断痛风性关节炎最可靠的证据。

⑧X 线检查受累关节呈痛风性骨质改变。

但在临床实践中，无论是医生还是患者，对上述的诊断标准都不能生搬硬套。有些不典型或是早期的痛风患者，陈文照报道[11]一例不典型痛风病例：关节炎侵犯全身多处关节，包括肩、颞颚关节；有足第一跖趾关节肿胀长达 9 月不退，疼痛频繁发作，几乎没有明显的间歇期；期间血尿酸二次检查正常；秋水仙碱诊断性治疗阴性。关节炎急性期血尿酸一二次正常没有排除痛风的价值，需反复多次复查，尤其在间歇期复查血尿酸往往可以升高。本例患者急性炎症缓解后第三次复查血尿酸高达 715μmol/L，大大超过正常值 412μmol/L，证实了当初痛风诊断。至于秋水仙碱诊断性治疗结论并非绝对可信，因为秋水仙碱治疗痛风的有效率并非 100%，所以秋水仙碱诊断性治疗可出现假阴性。

（三）实验室检查

1. 血尿酸测定

据统计，血尿酸值在我国男性正常值为：178~416μmol/L，女性正常值为：148.5~356.0μmol/L。未经治疗的痛风患者血尿酸多数升高，继发性较原发性痛风升高更为明显。部分患者在痛风性关节炎急性发作时血尿酸水平仍然正常，因此，不能单纯依赖血尿酸诊断痛风性关节炎。由于血尿酸浓度有时呈波动性，故一次血尿酸测定正常不能完全否定血尿酸增高，如临床有可疑处，应重复检查。

2. 尿尿酸测定

尿尿酸是反映肾小球对尿酸的重吸收和分泌功能的一项检查，在临床上可用判断高尿酸血症是由于尿酸生成过多还是尿酸排泄减少，或是两者兼有。另外，对于选择治疗药物及监测治疗效果都有一定的指导作用，在进食低嘌呤饮食 5 天后正常人 24 小时尿尿酸结果应低于 600mg，或常规饮食后 24 小时尿尿酸应＜1000mg。如果血尿酸升高，而 24 小时尿尿酸小于

600mg，则为尿酸排泄不良型，否则可能是产生过多型，区别两者对治疗有一定价值。也有临床研究反应尿尿酸对本病的诊断意义不大。

3. 关节滑液检查

正常滑液呈草黄色，膝关节的滑液量不超过 4ml，清亮而透明。镜下观察白细胞数 $< 0.20 \times 10^9/L$，中性粒细胞 < 0.25。痛风性关节炎患者滑液的主要特征是滑液量增多，外观呈不透亮，黏性低，白细胞数常 $> 50 \times 10^9/L$，中性粒细胞 > 0.75。最具特性的是在偏振光显微镜下见到被白细胞吞噬的或游离的尿酸盐结晶，该结晶呈针状，并有负性双折光现象，这一现象在关节炎急性期的阳性率约为 95%。

4. 组织学检查

对于可疑的痛风石组织，可作活检，用无水乙醇固定，切片分别在普通显微镜和偏振光显微镜下观察尿酸盐结晶，紫尿酸胺试验呈蓝色者为尿酸盐。

5. X 线检查

X 线检查是痛风的主要诊断依据之一，根据 X 线改变的不同可将其分为早中晚三期，早期一般以软组织肿胀相应部位的骨皮质出现浅弧形或小波浪状的压迹，很少发生骨质破坏或仅为小的类圆形骨质缺损，而中晚期 X 线检查均表现有不同程度的骨质破坏，尤以晚期为甚，形成所谓铅笔样畸形[12]。在中医分型中湿热型 X 线以软组织肿胀，密度增高为主要表现，少有骨破坏。而血瘀型绝大部分病例都有不同程度的骨破坏，约 1mm～5mm 多发。两型 X 线表现有显著差异，对辨证分型很有帮助[13]。

（四）鉴别诊断

彭介寿等对痹证与痛风的鉴别诊断[14]：从病因分析，痹证以风寒湿邪外受为主，痛风由于自身嘌呤代谢障碍，多有家族遗传史；从发病机理看，痹证因外邪阻滞经络，闭阻气血，荣卫不和，经脉失养，痛风因血尿酸增高和尿酸钠的沉积、刺激产生炎变；从发病与年龄性别的关系比较，痹证以青壮年易患，女多于男，痛风以中老年易患，男多于女；从发病与季节气候的关系论，痹证以秋冬及气候变化易发作或加重，痛风以春秋二季好发作；从好发部位和受累关节表现来看，痹证以肢体或肌肉、关节、筋骨等多处或对称性受累，而痛风局限于个别单关节，第一趾跖关节受累最多，或左右交替发作；从局部红肿特征鉴别，痹证多数无红肿，热痹红肿亦多发生于多个关节，或伴有关节积液，痛风个别关节呈局限性桃红或黯红色，边缘清晰，压之褪色；疼痛性质和程度比较，痹证以酸楚、麻木、冷痛为主，或游走作痛，或多处关节肿痛，痛风疼痛剧烈，痛如刀割，撕筋裂骨，痛点固定不移，压痛明显；病程及预后情况，痹证起病较缓，病程较长，可以治愈，一般不并发其他严重疾病，痛风发病急骤，急性病程较短，不易彻底治愈，易并发肾脏病等较严重疾病；从全身症状表现比较，痹证或畏风寒，或发热出汗，或是关节冷痛麻木，或游走作痛，或沉重酸楚等，脉或浮或沉，或弦紧，或濡缓，或滑数，舌苔或薄白，或白腻，或黄燥，舌质或淡或红，或胖嫩等，痛风关节炎急性发作时，除局部有显著的红肿热痛和少数有轻微全身恶寒不适，无其他全身症状，多见脉沉缓或弦紧，舌质淡或淡红，苔白腻，或黄厚腻；实验室检查特征，痹证或抗"O"增高，或血沉增快，或类风湿因子阳性等，或病变关节 X 线检查可有骨质脱钙，关节间隙变窄等，而痛风血尿酸增高，受累关节滑囊液中镜检可发现有双折光尿酸盐结晶。

此外还要与西医学的银屑病性关节炎、化脓性关节炎、假性痛风、蜂窝织炎及丹毒等作鉴别。

（五）漏诊误诊

有关痛风的漏诊误诊情况有很多报道，大约占所查文献的 10%，报道时间都集中在 20 世纪 90 年代。孟凡江报道的 69 例中有 51 例曾被误诊，占 73.9%，误诊时间 1 月至 42 年，平均 7.1 年[15]。陈文照等报告 23 例患者，66.6% 被基层医院误诊，25.1% 被市级或骨科专业的医院误诊[16]。张开富等报告的 392 例痛风中误诊为关节疾病的 65.05%，血管系统疾病 11.99%，泌尿系统疾病 5.87%，其他系统疾病 23.98%；其中以误诊 RA、风湿性关节炎、闭塞型脉管炎、踇囊炎、血栓性脉管炎和蜂窝织炎等病最多见[17]。对于医者而言大都是因为对它缺乏认识，或警惕性不足；加之基层医院施资条件所限，所作检查不够全面，所以本病的误诊率极高，误诊时间长。对于疾病而言，痛风与其他引起关节病变的疾病合并存在，也容易被伴发病掩盖，再者疾病发病有时具有隐匿性，如刘平等报道 Ⅱ 型痛风性肾脏病变发生在关节病变之前，尿变化显著且多有结石，但肾功能受损不大[18]。还有的痛风发作时可出现关节沿侵犯多个关节或关节炎的首发症状不是出现在脚跖趾上，所以这些非常规症状的出现会对医者混淆视听，作出错误的诊断。但是只要对痛风提高认识，掌握其特征性症状、体征、X 线表现及实验室检查，综合考虑，仔细分析，注意与易混淆的疾病作鉴别，可以减少误诊，确保早期诊断，早期治疗。

二、痛风的治疗方法

（一）治疗原则

合理的饮食控制，充足的水分摄入，规律的生活制度，有效的药物治疗，定期的随访复查。

（二）治疗目的

①减少尿酸合成，促进尿酸排泄，纠正高尿酸血症。②阻止痛风急性发作，最大限度地减少发作次数。③防治痛风石、痛风性肾病与痛风性尿路结石。④防治与痛风相关的疾病，包括高血压、高脂血症、糖尿病、肥胖症、动脉硬化和冠心病等。⑤科学地进行健康指导，提高生活质量。

（三）治疗措施

（1）一般治疗：饮酒必须限制，尤其是啤酒。应采取低嘌呤和低脂饮食。多饮水增加尿量，促进尿酸排泄。碱化尿液可选用苏打片。适当锻炼，避免超重与肥胖。

（2）初期关节炎发作的治疗：在痛风发作时，治疗目的是控制发作。所以止痛为主。可采取的措施有让受累关节停止活动和服用抗痛风药。最快在 24 小时内可以控制痛风发作，一般来说最迟不超过 2 周。但有广泛痛风石者治疗难度较大。有关节炎发作先兆时即可用药治疗，痛风关节炎发作时可选用能迅速控制炎症的药物，包括非甾体类抗炎药（如英太青、芬必得、瑞芝利、戴芬等）、秋水仙碱和强的松（泼尼松）等。例如服 0.5mg ~ 1mg 秋水仙碱或 1 ~ 2 片非甾体类抗炎药。

如果有关节炎严重发作，药量可适当增加。若进入恢复期，可减为小剂量。关节炎发作完全控制后即停用止痛药。

（3）控制尿酸的初期治疗：约需 3～6 个月。痛风性关节炎平息后，进入间歇期，此时就要控制高尿酸血症。但为了防止开始治疗时血尿酸的突然下降诱发转移性痛风关节炎发作，先用较小剂量，逐渐增加到足量，血尿酸达理想水平后再减到维持量。

（4）控制尿酸的终生治疗：控制尿酸的初期治疗 6 个月以后。由于高尿酸血症不用药物治疗一般不会下降的，只有坚持服用才能使血尿酸保持在正常水平，所以从这个意义上讲，需要终生治疗。如已经长期服用西药者，可以通过中西医结合治疗过渡到中医药辨证治疗。

（5）慢性关节炎期及痛风石的治疗：进入慢性期的患者大多数是没有得到早期治疗或不正规治疗造成的。治疗效果相对较差。治疗原则仍然是避免关节炎反复发作和保护关节功能。

（6）痛风性肾病与痛风性尿路结石的治疗：控制高尿酸血症是关键，避免有害肾脏的不利因素，防治尿路感染，治疗高血压、动脉硬化、糖尿病等合并症。

（四）合理应用西药

（1）小剂量的秋水仙碱（每日 0.5mg～1mg），使用时间最多 1～2 个月，可以预防痛风性关节炎发作。

（2）经常检查痛风患者的尿液，观察酸碱性，使 pH 值控制在 6.2～6.8 之间为宜。尿液偏酸性，可口服小苏打片或 10% 的枸橼酸钾溶液。从小剂量开始，根据尿液的酸碱度来调整用量。

（3）关节止痛药物，如消炎痛（吲哚美辛）、炎痛喜康（吡罗昔康）、芬必得（布洛芬）等，中成药有新癀片、英太青等。

（4）痛风石破溃并发感染，可酌情使用抗生素治疗。一般痛风不需要用青霉素或其他抗生素治疗。

（五）非药物治疗

控制高嘌呤饮食，注意痛风患者饮食宜忌。

（1）痛风属于代谢性疾病，是嘌呤代谢紊乱引起血尿酸增高所致的急慢性关节炎症。嘌呤是核蛋白代谢中间产物，在自然界中广泛存在。对于痛风患者来说，在平时的饮食中选择食物要考虑到嘌呤的含量，注意饮食忌宜，对防止痛风的发作很重要。

（2）痛风患者禁忌食物：奶肉蛋鱼类；动物内脏（肝、肾、脑等），肉汁，肉脯，鱼干，海鱼（尤其是沙丁鱼），干贝，淡菜，蚝。果蔬豆谷类：黄豆，发芽豆，黄豆芽，紫菜，辣椒。其他类：酵母，鸡精，浓茶，咖啡，酒（尤其是啤酒）。

（3）痛风患者慎用食物：奶肉蛋鱼类：肉类，家禽，河鱼，虾，螃蟹，乌贼，鱼翅，贝类（除禁忌类）。果蔬豆谷类：豆制品（豆腐，豆浆等），扁豆、刀豆、豇豆、绿豆、红豆、四季豆、豌豆等豆类，菠菜，花菜，茼蒿菜，青江菜，蘑菇类，金针菜类，木耳类，海带。其他类：枸杞子，杏仁，莲子，腰果，花生。

（4）痛风患者任选食物：奶肉蛋鱼类（除禁忌、慎用类），各种奶类及奶制品，各种蛋类，海参，海蜇皮，肉皮。

果蔬豆谷类，各种水果，米，麦，米粉，面食，面包，麦片，玉米，土豆，红薯，各种蔬菜（除禁忌、慎用类）。其他类：油，糖，蜂蜜，瓜子，汽水，由琼脂制作的点心。

（5）痛风患者饮食须知：①急性痛风发病期间尽量选择任选食物类，蛋白质最好完全由蛋类、奶类及奶制品供给，蛋白质每天总量小于 300 克，切忌荤腥浓汤。②非急性痛风发病期仍应避免食用禁忌类食物，并应酌量选择慎用类食物，如每周两餐，每餐约 80 克，可选下列任一种食物：肉，河鱼，家禽。减少食用豆类，平时可多选食任选类食物，蛋白质每天总量小于 500 克，包括豆制品在内。③尽量多喝水，每日至少喝 2000毫升以上的水，即约 9 ~ 10 杯水。④尽量避免饮酒。⑤避免摄取过多的蛋白质。⑥增加热卡需要，适当增加糖类食物，尤其需要低脂饮食。⑦肥胖者应慢慢减重，但急性发病期不应减重。

（6）常用食物中的嘌呤含量（毫克/100 克）可作为饮食参考。

面粉（2.3），小米（6.11），大米（18.1），洋葱（1.4），南瓜（2.8），黄瓜（3.3），西红柿（4.2），青葱（6.7），白菜（5.0），土豆（5.6），胡萝卜（8.0），芹菜（10.3），青菜叶（14.5），花菜（20.0），菠菜（23），杏仁（0.13），葡萄（0.5），梨（0.9），苹果（0.9），橙子（1.9），核桃（8.4），栗子（16.4），大豆（27），花生（32.6），鸡蛋（1 只含 0.4），牛奶（1.4），鳘花鱼（24），母鸡（25.31），羊肉（27），鹅（33），牛肉（40），枪鱼（45），猪肉（48），肾（80），肝（95），沙丁鱼（234），淡菜（154），浓缩肉汁（216 ~ 336），肉脯（236 ~ 356），胰（426）。

古今名家治疗痛风要领

一、古代医家经验

现代医学的痛风与古代的痛风虽同名，但不能等同。其症状特点与中医学里"痛风"、"痛痹"、"历节"的一部分相类似。现代医学的痛风的症状与发病原因，在古代文献中也已涉及，《内经》之后各时期的医籍中均有记载。

（一）张仲景

东汉张仲景《金匮要略·中风历节病脉证并治》论述"盛人脉涩小，短气自汗出，历节疼不可屈伸，此皆饮酒汗出当风所致"。又论"身体羸瘦，独足肿大，黄汗出，胫冷，假令发热，便为历节也"。

（二）巢元方

隋朝巢元方《诸病源候论·风病诸候》中提到历节的症状和病因，"历节风之状，短气自汗出，历节疼痛不可忍，屈伸不得是也。由饮酒腠理开，汗出当风所致也。亦有血气虚，受风邪而得之者，风历关节，与血气相搏交攻，故疼痛，血气虚则汗也。风冷搏于筋，则不可屈伸，为历节风也"。

（三）陈言

宋代陈言《三因极一病证方论·历节论》中论述"夫历节，疼痛不可屈伸，身体尫羸，其肿如脱，其痛如掣，流注关节，短气自汗，头眩，温温欲吐者，皆以风寒湿相搏而成。其痛如掣者，为寒多。肿满如脱者，为湿多。历节黄汗出者，为风多。顾《病源》所载，饮酒当风，汗出入水，遂成斯疾。原其所因，虽涉风湿寒，又有饮酒之说"。

（四）杨士瀛

宋代杨士瀛《仁斋直指方论·历节风方论》有云："历节风之状，短气自汗，头眩欲吐，手指挛曲，身体魁瘰，其肿如脱，渐至摧落，其痛如掣，不能屈伸。盖由饮酒当风，汗出入水，或体虚肤空，掩护不谨，以致风寒湿之邪，遍历节，与血气搏而有斯疾也。其痛如掣者为寒多，其肿如脱者为湿多，肢节间黄汗出者为风多。"

（五）朱丹溪

金元时期朱丹溪《格致余论·痛风论》中载医案"又朱宅阃内，年近三十，食味甚厚，性躁急，患痛风"，因饮食过剩所致，摄取膏粱厚味无度而引发的现代医学意义上的痛风。朱丹溪的另外一部专著《丹溪心法·痛风》中提出了该病症状及病因分类，"四肢百节走痛是也。他方谓之白虎历节风证。大率有痰、风热、风湿、血虚"。

（六）虞抟

明代虞抟《医学正传·痛风》在引用了朱丹溪对于痛风病因病机的基础上，从临床实际出发，提出"治以辛温，监以辛凉，流散寒湿，开通郁结，使血行气和，更能慎口节欲，无有不安者也"。除提出治疗原则外，还认识到了慎口的重要性。

（七）李梴

明代李梴《医学入门·痛风》把痛风分为两类："痛风历节分怯勇，形怯瘦者，多内因血虚有火；形肥勇者，多外因风湿生痰。以其循历遍身，曰历节风，甚如虎咬，曰白虎风。痛必夜甚者，血行于阴也。"

（八）龚廷贤

明代龚廷贤《万病回春·痛风》提到了饮食方面的注意事项："一切痛风，肢节痛者，痛属火，肿属湿，不可食肉。肉属阳火，能助火，食则下有遗溺，内有痞块，虽油炒热物鱼面，切以戒之。所以膏粱之人，多食煎炒、炙煿、酒肉热物蒸脏腑，所以，患痛风、恶毒、痛疽者最多。肥人多是湿痰，瘦人多是痰火。"

（九）李用粹

清代李用粹《证治汇补·痛风》中对痛风有着具体的分述，认为其发病内因可归于"热盛则痛，湿胜则肿"，并单列出了痛风禁忌："肉属阳，性能助火，如素多痰火而痛者，因少水不能减盛火，若食痰火，若食厚味，必加燥渴，上为痞闷，下必遗溺，故禁之。"

（十）魏之琇

清代魏之琇《续名医类案·痛痹》载有医案"一人病湿痰肿痛，经年不能行，遇乞食道人授一方"，反映出"湿痰肿痛"是该病的证型之一。

（十一）林珮琴

清代林珮琴《类证治裁·痛风历节风论治》指出该病"或饮酒当风，汗出浴水，因醉犯房，皆能致之"。

二、医案医话

（一）朱丹溪医案

一男子年三十六，业农而贫，秋深忽浑身发热，两臂膊及腕，两足及胯皆痛如锻，日轻夜重。医加风药则愈痛，血药则不效，以待死而已，两手脉皆涩而数，右甚于左，其饮食如平日，因痛而形瘦如削。用苍术一钱半，生附一片，生甘草二钱，麻黄五分，桃仁九个（研），酒黄柏一钱半。上作一帖煎，入姜汁些少，令辣，服至四帖后去附子，加牛膝一钱重，八帖后气上喘促，不得睡，痛却减意，其血虚必服麻黄过剂，阳虚祛发动而上奔，当补血而镇之，遂以四物汤减芎加人参五钱、五味子十二粒，以其味酸，收敛逆上之气，作一帖服，至二帖喘定而安。后三日脉之数减大半，涩如旧，问其痛，则曰不减，然呻吟之声却无，察其气似无力，自谓不弱，遂以四物汤加牛膝、白术、人参、桃仁、陈皮、甘草、槟榔、生姜三片，煎服至五十帖而安复。因举重痛复作，饮食亦少，亦以此药加黄芪三钱，又十帖方痊愈。

（元·朱震亨《丹溪治法心要·卷四·痛风》）

（二）吴鞠通医案

岳，四十六岁，暑湿痹证，误以熟地等柔药滑脾，致令泄泻，卧床不起，两足蜷曲不伸，饮食少进，兼之疝痛。先以五苓散，加川椒、广皮、木香止其泄；继以半夏、广皮、良姜、益智、白蔻开其胃；复以丁香、川椒、吴萸、云苓、苡仁、姜黄平其疝；又以防己、杏仁、桂枝、乌头、苓皮、川椒等伸其痹末。惟引痛风在筋也，重用地龙、桂枝，引痛亦止，后补脾胃而愈。

（清·吴鞠通《吴鞠通医案·卷四·痹＜痛风＞》）

（三）孙文垣医案

李双痛风，嘉善之妓李双，体虽肥，而性冲澹，患痛风，自二月起至仲冬，诸治不效。遂视为痼疾，不为治。而芹溪固恳予诊之，六脉大而无力，手足肢节肿痛，两跨亦痛，不能起止，肌肉消其半，日仅进粥二碗，月汛两月一行，甚少。予曰：此行痹也。芹溪问：病可治否？予笑而应曰：君能娶，予能治之。芹溪曰：嫁娶乃风月中套语，公长者，乃亦此言。予曰：观此子虽堕风尘，实有良家风度，予故怜之。且君断弦未续，而彼有心于君，或天缘也。芹溪曰：诚吾素愿，恐鸨母高其价而难与言。予谓：乘其病而盟之，易与耳。芹溪以予言为然，乞为治之。以人参、白术、苡仁各三钱，当归、枸杞、杜仲、龟板、苍耳子各二钱，晚蚕砂、秦艽、防风各一钱，大附子、甘草、桂枝、黄柏各五分，十帖而痛止肿消。改用归芍六君子，加苡仁、丹参、红花、石斛、紫荆皮，三十帖而痊愈。芹溪娶之，善持家，举族称贤，而亦羡予知人焉。

（清·孙文垣《孙文垣医案·卷一·三吴治验·李双痛风》）

（四）古今医案按

叶天士先生治嘉善周姓。体厚色苍，患痛风，膝热而足冷，痛处皆肿，夜间痛甚，发之甚时，颠顶如芒刺，根根发孔觉火炎出，遍身燥热不安，小便赤涩，口不干渴，脉沉细带数。用生黄芪五钱，生于术三钱，熟附子七分，独活五分，北细辛三分，汉防己一钱五分。四剂而诸症皆痊，惟肿痛久不愈，阳痿不举，接用知、柏、虎膝、龟板、苁蓉、牛膝。不应，改用乌头、全蝎各一两，穿山甲、川柏各五钱，汉防己一两五钱，麝香三钱，马料豆（生用）二两。茵陈汤泛丸，每服一钱。开水下而痊愈。

（清·俞震《古今医案按·卷八·痹＜痛风＞》）

（五）先哲医话

白虎风始见于《圣济总录》。其症自肩端连头脑痛如啮，至夜半后，则其痛益甚而无肿气者也。凡痛至夜半后甚者，阴气凝结故也。又有白虎历节风相似而少异，历节者，散见诸书，风湿共通称之谓，有热而骨节痛者。白虎者，谓无热，但阴气凝结而痛者。又有痛风者，谓有肿而痛，与此证自异。白虎风宜《圣济》羌活汤，兼用《本事方》麝香圆亦可，若与此方不知者，可与《金匮》乌头汤。

（日·浅田惟常《先哲医话·卷下·福井枫亭》）

（六）续名医类案

边校白公，以隆暑时饮酒，觉极热，于凉水池中渍足，使其冷也，为湿所中，脐股沉痛。又因醉卧湿地，其痛转加，意欲以酒解痛，遂连朝而反成赤痛，发间止，且六七年。往往断其寒湿脚气，以辛热治之，不效。或使服神芎丸，数服痛微减，他日复饮，疾作如前，睾囊痒湿肿硬，脐下似有物，难于行。张曰：予亦断为寒湿，但寒则阳火不行，故为痛，湿则经隧有滞，故肿。先以苦剂涌之，次以舟车丸百余粒，浚川散四五钱，微下一两行。张曰：如激剂尚不能攻，况于热药补之乎？异日，又用神祐丸百二十丸，通经散三四钱。又来日以神祐八十丸投之，续见一二行，又次日服益肾散四钱，舟车丸百余粒，约下七八行，已觉膝睾寒者暖，硬者软，重者轻也。肿者亦退，饮食加进。又以涌之，其病全瘳，疏风丸方与之。此不肯妄服辛热，故可治也。

（清·魏柳州《续名医类案·卷十三·痛痹》）

（七）丁甘仁医案

马右，未产之前，已有痛风，产后二十一天，肢节痹痛，痛处浮肿，痛甚于夜，不能举动，形寒内热，咳嗽痰多，风湿痰瘀，羁留络道，营卫痹塞不通，肺失清肃，胃失降和，病情夹杂，非易图治。姑拟和多祛风，化痰通络。紫丹参二钱，朱茯神三钱，光杏仁三钱，木防己二钱，炒黑荆芥一钱，远志肉一钱，象贝母三钱，夜交藤四钱，炒白薇二钱，西秦艽二钱，藏红花八分，甜瓜子三钱，嫩桑枝四钱，泽兰叶二钱。

（清·丁甘仁《丁甘仁医案·卷七·产后案》）

三、现代医家经验

（一）夏涵，上海中医药大学教授

夏涵教授根据自己多年临床经验，认为痛风发病因风寒湿邪、痹阻经络；酒食失节，湿热内蕴；感受热邪，郁久化热；气血不足，肝肾亏虚所致。临床辨证分为风寒型、湿热型、寒湿型、气血不足、肝肾亏虚四型，分别用防风汤加减（防风己各9g，当归12g，茯苓12g，秦艽9g，葛根12g，桂枝9g，生姜 3 片，羌独活各 9g，茵陈 15g，大枣 5 枚，生甘草 8g），当归拈痛汤加减（当归 12g，桂枝 9g，大川芎 15g，赤芍 9g，丹参 9g，丹皮 9g，防风己各 9g，葛根 12g，细辛 3g，川柏 6g，茵陈 15g，制大黄 9g），麻附桂枝茵陈汤（熟附块 9g，麻黄 9g，桂枝 9g，干姜 3g，川芎 12g，细辛 3g，茵陈 15g，虎杖 15g，当归 12g，赤芍 9g，生甘草 6g），当归拈痛汤合四物加减（当归 12g，川芎 15g，桂枝 9g，炒生地 12g，细辛 3g，茵陈 15g，油松节 9g，生黄芪 30g，陈皮 9g，赤芍 12g，丹皮参各 9g，甘草 9g）。

（二）盖国忠，长春中医学院教授，医学博士

盖国忠擅长治疗痛风，认为此湿毒之邪非受自于外，而主生于内。大凡痛风患者多有先天禀赋不足，或素体脾虚，或年迈脏气日衰，若加之饮食不节，沉湎醇酒，恣啖膏粱厚味，长此以往，致脾失健运、升清降浊无权，肾乏气化而分清别浊失司，于是水谷不归正化，湿毒随之而生，滞留血中则瘀结为患。故强调湿毒内伏血分是本病的主要病机。治疗应重视利湿祛毒。

（三）时振声，中国中医科学院西苑医院主任医师，享受国务院颁发的政府特殊津贴

时振声认为本病属于正虚邪实、虚实夹杂之证，临床治疗应以辨证论治为原则，要扶正祛邪，标本兼顾。时老根据本病的临床表现，分为稳定期与发作期。稳定期表现为正虚邪恋，以肝肾阴虚、气阴两虚及脾肾气虚为主，发作期关节疼痛等症状明显加剧，或兼恶寒发热等表证，表现为邪气实，以风湿热痹及风寒湿痹为主。肝肾阴虚型方用归芍地黄汤加减；脾肾气虚型，方用保

元汤加味；气阴两虚型治宜益气养阴为法，方用参芪地黄汤加减。以上三型，如兼湿热者，加苍术、黄柏、牛膝、土茯苓、忍冬藤、蚕砂、生薏苡仁、草薢、海桐皮等；兼寒湿者，加桂枝、制附片、麻黄、细辛、炮姜、苍术、白术、白芍、甘草等；兼水湿者，加牛膝、车前子、防己、大腹皮、陈皮、茯苓皮、冬瓜皮等；夹瘀血者，加丹参、泽兰、益母草等。

（四）路志正，中国中医研究院广安门医院教授，国医大师

路志正教授结合自己的临床经验总结认为，本病急性期当治其标，可用清热祛湿、活血通络之法，则痛、肿可消。治法以清热利湿，疏风通络，消肿止痛。方药为痛风冲剂一号（黄柏、生薏苡仁、丹参、虎杖、青风藤、益母草、防己、川牛膝、豨莶草、秦艽、威灵仙等）。慢性期治法为健脾益气，补肾通络，疏风定痛。方药：痛风冲剂二号（黄芪、丹参、防己、青风藤、鸡血藤、赤芍、桂枝、炒白术、茯苓、泽泻、络石藤、防己、草薢等）。外治方法以活血通脉、软坚化瘀、消肿止痛。方药用痛风冲剂三号（皂角刺、大黄、透骨草、鹿衔草、防己、防风、炙乳没等）熏洗，浸泡患处。水冷后再加热熏洗之。

四、中西医思路交汇点

当今，痛风发病率呈上升趋势，随着人们饮食结构日趋高蛋白、高脂肪、高糖，对于一些鱼、肉、禽、兽、海鲜、豆类制品等食物、食品，以及各种各样的水果等盲目摄入，多样化的，大大超越人体受纳能力的紊乱饮食结构，使人体消化系统负担加重，"饮食自倍，乃伤脾胃"，临床少见于单纯的高尿

酸痛风患者，多见于高尿酸痛风患者兼有脂肪肝或肝脂肪浸润，高脂血症，高糖等症候，严重者影响肾功能，更严重者出现肾功能衰竭，危及生命。中西医治疗痛风思路，在认识痛风病的病因、病变、预后等方面，基本一致，故都认为对于痛风患者必须执行饮食控制。在治疗方面，都认识到要迅速降低血尿酸，杜绝因高尿酸而致肾功能损伤。在研究痛风的过程中，注重药物的探索，而对于机理的研究、治疗后人体体质的评估比较缺乏。

五、临证心得

重视痛风研究二十余年间，通过临床、实验方面的研究，认为痛风病与痛风关节炎的治疗：其一，少用或不用别嘌呤醇、立加利仙、秋水仙碱等毒性大的西药，完全可以用中医中药治疗，并可以获得显著的疗效。就我国目前痛风发病的种种临床表现分析，80％的患者是由于饮食结构失调所致，因此调整每天饮食结构是整个痛风病治疗过程中的重要环节，作为临床医务工作者，必须清醒地认识到选择治疗的方案，以维护人体肾功能为要。其二，痛风病急性发作期，局部关节红肿热痛，应对症处理，消肿止痛，缓解痛风性关节痛，用清热化湿，通络止痛中药，严重者，可以适当加用虫类搜风之品。其三，对于痛风病急性发作患者饮食要控制，而不是全部禁食，尤其对鱼、虾、肉、海鲜、豆制品等摄入，应根据人体每天必须营养加以限制，绝不能全部禁用。其四，痛风发病期间，要休息保暖。

（一）预防调摄

痛风的预防调摄，中医药有优势。通过综合调理，可以控制尿酸，减少甚至完全预防痛风性关节炎的急性发作，痛风性关节炎轻中度发作，通过中医调理即可缓解，能消除尿酸盐沉积，防治痛风石和痛风性肾病。中药较西药安全，适合长期服用。痛风患者进行养生调摄，应遵从的养生原则和方法如下：

1. 精神调摄。痛风病患者大多与痰湿、瘀血、阳虚的体质有密切关系。常有畏寒、倦怠乏力、四肢关节疼痛、心烦、急躁、忧郁、苦闷等症状，三种体质状态可同时出现，或其中两种兼而有之，易导致烦闷、低沉的情绪和不良心态。情志调节上，应和喜怒、祛忧悲、防惊恐。培养愉悦的情绪，塑造开朗乐观的性格，改变心境，提高心理素质。

2. 饮食调养。痛风病与长期饮食不节，损伤脾胃，脾虚生湿，日久化热；或恣食膏粱厚味、酗酒，滋生湿热，湿热流注关节经络，筋脉痹阻，气血流通不畅，瘀血内生，不通则痛有关。因此，管住嘴才能远离痛风病，饮食宜选择清淡，低脂低糖低盐，适量摄取蛋白质，保证足够的蔬菜水果的摄取，保证机体对维生素等营养素的需要，使体液偏碱性，有利于尿酸的排出；要注意饮水，每天可饮水 2 升至 3 升，以保证尿量，促进尿酸的排泄（排除肾功能不全者）；应戒酒，尤其是啤酒要禁喝，咖啡及茶水要少喝或喝淡咖啡与淡茶，少吃辛辣刺激性食物；宜选择低嘌呤的食物，如精白米、富强粉、玉米、通心粉、馒头、面条、洋葱、胡萝卜、芹菜、茄子、南瓜、西红柿、土豆等，牛奶及脱脂奶粉等；禁用如动物肝脏、肾脏、胰脏、脑、虾蟹、鲤鱼、凤尾鱼、沙丁鱼等，肥肉、禽类、贝类、熏火腿等，干豆类、菠菜、蘑菇、四季豆、带皮谷物等高嘌呤的食物。

3. 起居调护。痛风患者适应寒暑变化的能力较差，严寒季节，避寒就温，注意保暖；盛暑之季，防贪凉冷饮，以防寒滞血瘀。注意室内干燥，避免潮湿；早起早睡，作息规律；多进行户外活动，调畅气机，舒展阳气。

4. 运动锻炼。当今，人们容易发生痛风，除了饮食因素外，运动量减少也是主要因素，致使体重超标。控制和矫正过重的体重，注意坚持适宜的体育锻炼也是必不可少的，运动锻炼最为简单的方法是散步。假如一个人不增加进食总量，每天散步 1 小时，坚持 2~5 周，就大约可减轻 453 克。可减少脂肪组织，血尿酸也随之下降。其他运动亦可选择如太极拳、快走、慢跑、五禽戏等。

除了以上通用的养生法则外，中医特别强调辨证施养，这则是痛风养生调摄的个性问题，也是中医的特色。调理时应该注意辨别不同阶段病情有针对性的使用中医药调理。

1. 急性期宜清热通络、祛风除湿：常用苍术、黄柏、牛膝、土茯苓、忍冬藤、晚蚕砂、薏苡仁、海桐皮、金银花等。

2. 慢性期兼痰浊者治宜化痰泄浊，选用防己、赤小豆、冬瓜皮、车前子、牛膝等；兼血瘀者治宜活血通络，选用丹参、鸡血藤、泽兰、桃仁、红花、川芎等；兼寒凝者治宜温经散寒，选用桂枝、制附子、麻黄、细辛、炮姜、苍术、白术等。

3. 尿酸结石为主者，宜加用金钱草、海金沙、鸡内金、石韦、女贞子、旱莲草、瞿麦、滑石、车前子、冬葵子、泽兰、牛膝、王不留行等。

4. 痛风病静止期的患者，可采用针刺疗法进行调补，以预防痛风发作，具体可选百会、神庭、曲池、合谷、神门、足三里、太冲、丰隆、内庭、阴陵泉等穴位。

根据不同的中医证型选择相应的食物、药膳往往会取得很好的效果，常见的证型有以下几种：

1. 湿热阻滞型：此型多见于急性期患者。肢体关节剧烈疼痛，尤以夜间为甚，局部红肿灼热，伴有发热、头痛、畏寒、口渴等症状；舌色往往红而且舌苔薄黄或黄腻。食品宜选择：丝瓜、木瓜、薏苡仁、防己、苍术、白术、瓜蒌、木耳等。可用丝瓜 50g，粳米 100g，先煮米，待米熟时，加入去皮的丝瓜段，丝瓜熟后，晾凉，入少许盐、香油食用。每日 1 次；或者山药 250g，南瓜 100g，木耳 15g，木瓜 10g，将后 2 味用纱布包与山药、南瓜等共煮熟，吃山药、南瓜，喝汤，分 5 次服完。

2. 寒湿痹阻型：此型多见于慢性期患者。肢体关节剧烈疼痛，痛处不红不肿，遇温则减，遇寒痛剧，关节屈伸不利。舌淡苔白，脉沉弦或沉涩。尤以夜间为甚，局部红肿灼热，伴有发热、头痛、畏寒、口渴等；舌红苔薄黄或黄腻。食品选择：五加皮、薏苡仁、防己、苍术、白术、茯苓、干姜、秦艽等。可用干姜 6g，茯苓 15g，红枣 6 枚，粳米 50g，共煮粥，可加入适量红糖，连服数日。或五加皮 50～100g，糯米 500～1000g，五加皮洗净，加水浸透煎煮 30 分钟，取汁，加水再煮 30 分钟，取汁后，两次汁合并后，与糯米同煮，待凉后加入酒适量，发酵成为酒酿，每天佐餐食用。

3. 气血亏虚型：此型常见于病程长的患者，症见肢体关节疼痛，反复发作，骨节变形，痛处麻木，屈伸不利，舌质淡，苔薄白，脉沉细。食品选择：桑寄生、当归、薏苡仁、红枣、赤小豆、防己、苍术、白术、茯苓、干姜、瓜蒌等。可用赤小豆 50g，苡米 50g，红枣 20 枚，粳米 50g，共煮粥食用，连服数日；或桑寄生 30g，当归 15g，白芍 30g，伸筋草 30g，甘草 10g，加水煮汤，去药渣，每日 1 剂。

（二）治疗心得

治疗痛风病，要辨证论治，把握好病情发病时的寒热、阴阳、虚实、表里的辨别，要分析发病时病变的脏腑，要通过病变的关节，辨别经络受阻的轻重缓急的程度，然后确立治则治方。纯用中医中药完全可以治愈痛风病。

转归、预后、辨证护理和预防康复

一、转归

近年来对痛风的研究取得了一定的进展，痛风发病率逐年上升，一般而言，痛风是一种终身性疾病。若能及时诊断和适当治疗，不但能提高患者的生活质量，亦会明显降低其发病率，决定痛风预后的主要因素是对其并发症给予及时诊断和积极的治疗。

二、预后

痛风的预后要乐观得多。只要没有明显的肾脏病变和肾功能损害，没有心血管病变并存，没有严重的关节及骨骼破坏与畸形，痛风患者就能维持基本正常的工作与生活状态，其预后是良好的。即使是有多个皮下痛风石形成的患者，只要保持病情不再进展，痛风石不发生破溃与感染，肾功能正常，则对预后也无多大不良影响。但是，痛风患者凡有下列情况者，预后不容乐观：①血尿酸长期居高不下，降血尿酸药物疗效又不佳者；②痛风性关节炎频繁发作，一年内发作次数达 5~6 次以上者；③在较短时期内皮下痛风石数量逐渐增多，或者增大破溃者；④发生双侧肾尿酸性结石，而且数量较多，即多发性双

上篇 概说

肾结石者；⑤出现浮肿、贫血、高血压、出血倾向等证候，尤其是实验室已提示肾功能有减退现象者；⑥同时合并有心脑血管病（如脑动脉硬化、冠心病等）及其他代谢紊乱（如高脂血症、糖尿病、肥胖症等）者。

三、辨证护理

（一）一般护理

痛风发病急，疼痛甚，往往以夜间发作。患者一般都会出现烦躁、紧张、焦虑、急于治愈的心理，故医者要耐心疏导，讲解痛风的病因、病程、治疗及相关知识，消除患者的思想顾虑，保持心情舒畅，增强战胜疾病的信心，取得患者的配合治疗。护理时，搬动肢体，动作要轻柔，食宜清淡易消化，向患者介绍饮食宜忌对治疗痛风的意义等。

（二）局部关节护理

局部关节护理很重要，可采用诸如敷贴、涂搽、中药熏洗、中药热敷等中医特色护理方法。保护受损的关节，关节红肿热痛时，注意卧床休息，下肢抬高，保持良好血液循环。红肿疼痛缓解后，适度运动，增强体质，提高抗病能力。同时避免劳累，避免关节长时间保持一个动作，过度运动，膝关节不要过分屈曲。预防关节变形，增强肌肉力量。

（三）辨证施护

1. 湿寒型：居室宜干燥、温暖，卧床休息。忌户外活动，尤其是寒冷季节或阴雨潮湿天气。冬季，患者应多晒太阳。注意患病关节保暖，可用灸法、热敷、拔火罐等。饮食宜温经散寒，祛风除湿的食物，如生姜粥、当归蒸羊肉；可多食姜椒或酌情选用药酒，忌生冷、肥甘厚味。中药要温服。

2. 湿热型：居室宜凉爽，卧床休息。避免直接吹风。将患肢抬高。关节痛不可触者，要将患处暴露，减少碰撞。局部可外敷清热解毒消肿药膏。选择舒适卧位，减轻患者疼痛。疼痛缓解后可下床锻炼，但因势利导，循序渐进，避免剧烈运动。仔细观察体温、脉搏、呼吸、汗出、口渴、舌象等变化，如有异常，及时处理。保持多饮水，对于烦渴者，可给生津清热之品，如淡盐水、冬瓜汤或鲜芦根煎水代茶。饮食宜清热通络，祛风除湿，可食薏苡仁丝瓜粥等，忌辛辣刺激品。中药要凉服。

3. 瘀痰痹阻型：避免劳累、受寒受冷，特别是睡眠时应穿长裤、袜子，注意保暖。局部可外敷活血化瘀药膏。饮食以素食为主，如胡萝卜粥，新鲜蔬菜、水果适量摄入，忌辛辣刺激、高胆固醇之品。中药宜温服。

4. 肝肾亏虚型：居室干燥温暖，阴雨潮湿气候要提高室温。长期卧床者，应注意经常更换体位，患肢关节保持在功能位置。关节活动要适度。食用健脾、补肾、益肝、滋阴、清热之品（如黑芝麻、杜仲、银耳、枸杞、红枣、苹果、白菜、薏苡仁、牛奶等）。食鸡蛋、猪蹄筋、牛羊脊髓等，应适量。中药宜温服。

四、预防康复

（一）预防

痛风的预防是多方面的，主要控制饮食，调整饮食结构，平衡饮食，遵循如下原则。

1. 痛风病属于代谢性疾病，保持正常体重可以减少发病机会，如有超重或肥胖，应该减轻体重，减轻体重应循序渐进，因突然减少热量的摄入，这样会导致酮血症。这样酮体与尿酸竞争排出体外，使尿酸排出减少，促使痛风的急性发作。

2. 多摄入碳水化合物。多食用富含碳水化合物的米饭、面食等，以增加体内的糖类物质，促进机体尿酸的代谢。由于碳水化合物有效防止组织分解代谢并产生过多酮体，又可促进尿酸排出，所以应以植物性食物为主。如果食欲差时，要摄入含糖分的饮料，以防止脂肪加速代谢，引发急性痛风。而果糖能增加尿酸的生成与排泄，故摄入果糖量在碳水化合物中所占的比例要小。

3. 积极地控制蛋白质的摄入量。痛风病的发生与肥胖病、高脂血症密切相关。故患者的饮食应以清淡的碱性素食为主，可以多吃一些含嘌呤较低的牛奶、鸡蛋等优质蛋白。痛风患者的蛋白质摄入量应限制在每千克（kg）体重每日 0.8g ~ 1.0g 以下。如果是瘦肉、鸡鸭肉等，应该煮沸后去汤食用，避免食用肉汁浓汤、炖肉、卤肉、肉脯等。

4. 控制脂肪摄入量。脂肪可减少尿酸排出，其摄入量应控制在 60g/d 以下，禁食动物油。若痛风患者还并发高脂血症，脂肪摄取应控制在总热量的 20% ~ 25% 以内。

5. 饮水量不少于 2000ml/d，痛风患者的饮水量应为 2000ml/d ~ 3000 ml/d，以促进尿酸排泄。决不能等有口渴感时饮水，因为口渴明显时，体内已处于缺水状态，这时才饮水对促进尿酸排泄效果较差。

6. 饮食宜清淡，清淡饮食减少钠盐摄入。钠多会促进尿酸沉积，故钠摄入应控制在 2g/d ~ 5g/d 之间。

7. 饮酒适度。痛风患者控制饮酒过度，各种酒类饮品均可引起痛风的发作，因为酒类乙醇可直接加快人体嘌呤合成的速度，使尿酸增加，同时乙醇刺激人体乳酸的合成增多，导致肾脏排出尿酸功能降低，加重痛风石与肾结石的形成。特别是啤酒，其发酵过程中产生大量的嘌呤，不利于痛风患者饮用，应该禁忌。

8. 少用调味品或饮料。如鸡精、浓茶、浓咖啡、辣椒等可以诱发或加重痛风。避免菜肴浓糖赤酱，酱油是黄豆发酵成品，不得多食。

9. 控制嘌呤摄入量。每日嘌呤摄入量在 75mg 以内。日常生活中，富含嘌呤的食物有：各种动物内脏、肉类浓汤汁、各种肉食、骨髓、海鱼（特别是凤尾鱼、沙丁鱼等）、虾、蟹、海菜；各种豆类（特别是豌豆）；花生米、菠菜、花菜、蘑菇、糙米、粗面粉、全麦片等均应控制食用。

10. 避免受凉、劳累。季节交换之时，衣服穿着要注意寒暖。体育锻炼时要掌握"度"，防止超负荷的运动。

（二）康复

1. 急性痛风者康复调治。①饮食控制。根据发病轻重缓急，指定发病期的饮食方案，既保证每天必须的营养结构，也限制过量的嘌呤饮食摄入。②碱化尿液。尿酸在尿中的溶解度与尿液 pH 值有关。尿液 pH 值愈高，愈易于溶解；尿酸离子化程度愈高，愈易于溶解。碱化尿液，升高尿 pH 值有利于尿酸的离子化、溶解和排泄，尤其对于痛风肾和尿酸性肾结石具有重要意义。但尿液过分碱化，钙盐易于沉淀，有发生磷酸钙、碳酸钙结石的危险。故维持尿液的 pH 值在 6.2～6.5 的范围最为适宜。碱化尿液常用碳酸氢钠 1～2g，每日 2～3 次。

适量新鲜蔬菜、水果及 B 族维生素都具有碱化尿液作用。③预防尿酸结石的形成。常见的尿酸结石形成的特点有梗阻，主要在泌尿系统腔内堵塞所致积水；局部损伤，常见于结石停留于肾盏、肾盂，使上皮组织细胞脱落出现溃疡、增生、变性等；感染，常见于患有结石的患者，多次手术，继发感染；肾组织为脂肪组织替代，肾组织遭到破坏；尿酸盐沉结于肾脏，肾功能严重破坏，功能下降。所以痛风患者，积极预防尿酸结石的形成，是非常重要的，还要禁食高嘌呤饮食，多喝水等。

2. 久病气衰痛风者康复调治。痛风石病证属久病气衰、阴寒内积、寒阻血凝、肌肤失养、破溃成瘘。治以《济生》肾气丸内服，每次 1 丸，每日 2 次，外敷回阳玉龙膏，以暖血生肌；以干姜、肉桂、草乌、南星化寒痰活死肌；以赤芍、白芷散滞血生肌肉。

3. 治疗痛风病的同时，要善于合理治疗痛风病常见的并发症（如高脂血症、肥胖、高血压病、糖尿病等）。

4. 食疗与药茶。①食疗：百合苡仁粥（百合 15g，薏苡仁 30g，粳米 30g），煮粥，每日一次。②药茶：降血尿酸方（土茯苓 30g，金钱草 15g，车前草子各 15g，百合 15g，玉米须 15g），煎汤代茶。

下　篇

百家验方

　　当我们对痛风有了一个初步的认识之后，接下来就应该看看如何防治了？下面我们就来看看专家们是如何为我们交上这一份答卷的！作者集古今国医精粹，汇中外医学先见，从"治疗痛风实证类方，治疗痛风虚实夹杂证类方，痛风石的治疗"三个方面入手，渔猎百氏、网络猪家，大凡精辟之案，无不采撷，将中医临床之百家经验进行系统的整理与分门别类，基本囊括了痛风防治经验。既是引玉之砖，亦是点睛之笔！若能寻其所思，则病可除矣！

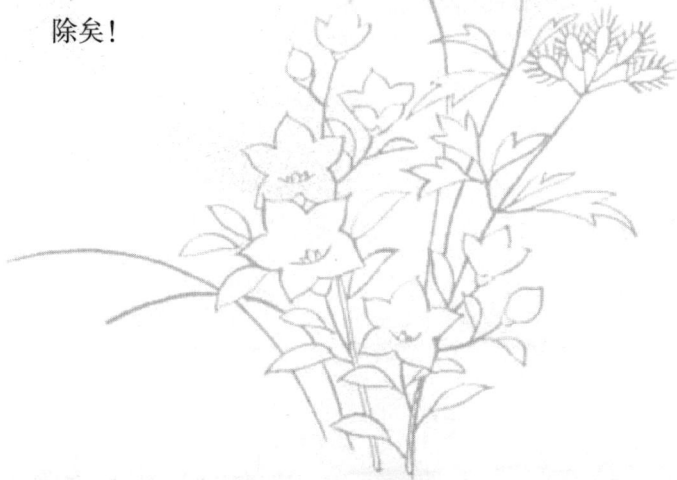

治疗痛风实证类方

一、清利湿热，活血化瘀类方

（一）痛风灵方

【方源】

《陈德济教授治疗痛风经验》（张春，等．现代中西医结合杂志，2003，12（2）：187）

【组成】

丹参30g　延胡索12g　川芎15g　半夏12g　石膏30g
莱菔子10g　车前草30g　薏苡仁30g　泽泻15g　黄柏15g
威灵仙20g　鸡内金15g　怀牛膝20g　砂仁10g　甲珠10g

【功效】

活血祛瘀，利湿化痰。

【验案】

患者，男，58岁。因右踝、右足拇指关节肿胀疼痛、活动受限一月余，于2001年11月11日门诊就诊。患者曾在重庆某医院住院治疗，查血尿酸704μmol/L，诊断为痛风，以秋水仙碱治疗，由于患者不能耐受，在服用秋水仙碱0.5g（4次/日）一天后，出现恶心呕吐，即停用。之后服用乐松（洛索洛芬钠）、别嘌呤醇（别嘌醇）治疗，症状无明显缓解。来门诊就诊时，患者右踝及右足拇趾肿胀疼痛，屈伸不利，夜间加重。食欲欠佳，小便黄，大便正常。舌质紫黯，有瘀点，苔黄腻。查体：右踝、右足拇趾肿胀，皮色发红，局部皮温高。未发现痛风结石。查血尿酸664μmol/L，诊断为痛风（急性期），拟中药处方：丹参30g，延胡索12g，川芎15g，半夏12g，石膏30g，莱菔子10g，车前草30g，薏苡仁30g，泽泻15g，黄柏15g，威灵仙20g，鸡内金15g，怀牛膝20g，砂仁10g，甲珠10g。3剂，每日1剂。嘱患者禁止食用动物内脏、海鲜、肉汤、鸡、酒等。二诊时，患者右踝、右足拇趾肿胀疼痛等症状已消失，食欲也有改善。随后在痛风灵方的基础上加用滋养肝肾、健运脾土的中药，随症加减，1月后，复查血尿酸374μmol/L，无关节疼痛或肿胀，精神食欲均佳。

（张春，唐怡，罗海欧．陈德济教授治疗痛风经验．现代中西医结合杂志，2003，12（2）：187）

【按语】

陈德济教授根据痛风"湿、浊、瘀、痰"的特点，在治疗上采用活血祛瘀、利湿化痰法作为治疗大法，使血运湿行、经脉畅通、关节通利，污浊邪毒得以排出，而达到血与气和，其病自安。采用自拟方痛风灵方治疗痛风，其主要药物组成为丹参、延胡索、川芎、莱菔子、车前子、泽泻。以此方用于临床，取得了较好的疗效。动物实验表明：痛风灵方通过抑制ICAM－1·VCAM－1的表达，对实验性痛风有治疗作用。治疗上不仅要重视急性发作期，更要注重间歇期的治疗，通常间歇期的患者症状缓解而血尿酸仍可明显高于正常值，若忽视治疗，则导致关节炎反复发作或形成痛风结节、关节畸形，甚至出现间质性肾炎或形成尿酸结石，痛风结石可破溃形成不易愈合的瘘管。陈教授以痛风灵方为基础方，根据急性期与间歇期各自病机特点，采用不同的治疗原则。痛风急性发作时，以活血止痛、豁痰行滞、清热除湿为主，药用丹参、延胡索、川芎、半夏、石膏、莱菔子、车前子、薏苡仁、泽泻、黄柏、木通、寻骨风、秦艽、威灵仙、络石藤；当疼痛缓解后，则标本兼顾，在利湿化痰、活血祛瘀的基础上，以滋养肝肾、健运脾土与调理气血并重，药用丹参、延胡索、川芎、莱菔子、车前子、泽泻、茯苓、白术、淫羊藿、五加皮、牛膝、桑寄生治疗，在临床治疗上取得满意疗效。

（二）化浊祛瘀痛风方

【方源】

《任达然用"化浊祛瘀痛风方"治疗痛风的经验》（王小芳，等．江苏中医药，2005，26（6）：9—10）

【组成】

土茯苓60g　虎杖30g　粉萆薢15g　忍冬藤30g　苡仁50g　威灵仙10g　黄柏10g　川牛膝10g　木瓜络10g　丹参10g　路路通10g　泽泻10g　制乳香10g　制没药10g

【功效】

化浊祛瘀，通络蠲痹。

【验案】

程某，男，58 岁，1994 年 8 月 17 日初诊。患者于当天清晨被左足剧烈疼痛惊醒，当日即来诊，舌质红，苔薄黄微腻，脉弦滑。形体较胖，步履维艰，左足第一跖趾关节红肿发热，触之疼痛难忍。查血：白细胞 12×10^9/L，中性粒细胞 0.86，血沉 25mm/h，血尿酸 485μmol/L。诊断为痛风。证属浊瘀痹阻，脉络不通。处方：土茯苓 60g，虎杖 30g，粉萆薢 15g，忍冬藤 30g，苡仁 50g，威灵仙 10g，黄柏 10g，川牛膝 10g，木瓜络 10g，丹参 10g，路路通 10g，泽泻 10g，制乳香 10g，制没药 10g。7 剂。药后复诊，患者左足第一跖趾关节红肿热痛蠲除，步履稳健。在上方中加山萸肉、补骨脂、骨碎补各 10g，连服 2 周。后查血常规、血沉、血尿酸均在正常范围，十年来痛风一直未复发。

（王小芳，张恩树. 任达然用"化浊祛瘀痛风方"治疗痛风的经验. 江苏中医药，2005，26（6）：9—10）

【按语】

随着人们生活水平的提高，痛风病在临床上屡见不鲜，由于恣食甘肥海鲜，从而湿热内蕴，浊瘀痹阻，脉络不通。化浊祛瘀痛风方，与一般的痹证治疗方法不同，方中重用土茯苓、虎杖、苡仁为主药，以冀化浊祛瘀。《滇南本草》认为土茯苓利湿祛风，能治"筋骨挛痛"；《本草拾遗》谓虎杖"主风在骨节间及血瘀"；《本经》记载苡仁"主筋急拘挛不可屈伸"。萆薢、忍冬藤、黄柏、泽泻、威灵仙、木瓜络佐以主药，增强清化湿浊之力，丹参、制乳没活血通经止痛。全方具有化浊祛瘀、活血止痛、标本兼治的功能，故收效显著。

（三）商宪敏治疗痛风验方

【方源】

《商宪敏教授论治痛风经验》（高菁，李靖等．北京中医药大学学报（中医临床版），2005，12（3）：30—31）

【组成】

萆薢30g　秦艽15g　车前子30g（包）　白芍12g　生甘草6g　虎杖15g　木瓜30g　苍术10g　白术10g　山慈菇10g　炒薏苡仁15g　生蒲黄12g（包）

【功效】

清利湿热，活血止痛。

【验案】

李某，男，74岁。初诊日期：2004年5月11日。有痛风史十余年，足趾关节肿痛剧烈1周。症见双足第一跖趾关节均明显红肿，形体肥胖，心烦急躁，小便黄赤，舌质黯、胖，苔黄腻，脉弦滑。化验检查：血尿酸>500μmol/L。西医诊断"痛风急性发作期"，中医诊断"痛风"，辨证属湿热夹瘀、痹阻脉络。治法为清利湿热，活血止痛。处方：萆薢30g，秦艽15g，车前子30g（包），白芍12g，生甘草6g，虎杖15g，木瓜30g，苍白术各10g，山慈菇10g，炒薏苡仁15g，生蒲黄12g（包）。予上方口服7剂，水煎服，每日1剂。

二诊：2004年5月25日。药后关节红肿稍减，灼痛较前减轻，入夜能睡，偶有关节触痛。舌黯、胖，苔黄腻，脉沉滑。属湿热夹瘀阻络，肝肾亏虚。处方：萆薢30g，威灵仙12g，秦皮12g，车前子30g（包），木瓜30g，山慈菇10g，秦芄 15g，苍白术各 10g，虎杖 15g，益母草 15g，生蒲黄 12g（包），枸杞子7g。7 剂，水煎服。

三诊：2004 年 6 月 8 日。症状基本缓解，但关节仍重按有痛。舌黯、胖，苔薄黄腻，脉沉滑。证属湿热夹瘀阻络，肝肾亏虚，气阴不足。处方：萆薢30g，车前子15g（包），秦皮12g，威灵仙12g，茯苓30g，生蒲黄12g（包），川牛膝10g，女贞子15g，制首乌12g，川续断15g，生黄芪15g，秦艽15g，山慈菇6g，木瓜15g。继服12 剂，复查血尿酸为402μmol/L，后嘱患者严格饮食控制，随访半年余，至今未再发作。

（高菁，李靖，于秀辰．商宪敏教授论治痛风经验．北京中医药大学学报（中医临床版），2005，12（3）：30—31）

【按语】

商宪敏教授治疗痛风有五法：①清利湿热，活血通痹法（用于痛风急性发作期）。②化湿散寒，活血通痹。③化痰除湿，活血通痹。（②、③均用于慢性痛风关节炎症期）④祛湿通络，滋补肝肾，活血通痹。⑤化湿祛痰，温补脾肾，活血通络。（④、⑤均用于缓解期）

本案属于痛风急性发作期，患者平素过食肥甘醇酒厚味，导致湿热内蕴于体内，阻滞经络气血，故以萆薢、连翘、秦皮、稀莶草、苦参、车前子清热利湿，虎杖、忍冬藤、秦艽清热通络，苍术燥湿健脾，川牛膝通络活血。

（四）清热活血汤

【方源】

《舒尚义教授治疗痛风经验》（方路，等．云南中医学院

学报，1998，21（1）：54—55）

【组成】

桃仁　红花　生地黄　当归　川芎　赤芍　萆薢　雷公藤
等药组成

【功效】

清热利湿，利尿消肿，活血化瘀，通络止痛。

【验案】

和某，男，19岁。因右第1跖趾关节红肿热痛3周而于
1997年5月7日就诊。自诉3周前因暴食酗酒，夜间即感右第
1跖趾关节红肿热痛，穿鞋、行走均感困难，经用青霉素静脉
点滴治疗，症状改善不明显而就诊。现右第1跖趾关节、足背
及内踝漫肿疼痛，压痛，局部皮温高，皮肤呈黯红色，不能穿
鞋，行走困难，呈跛行，无发热畏寒，纳差，大便干而难解、
日行一次，小便黄少，舌尖红，苔薄黄腻，脉弦数。实验室检
查：血尿酸534μmol/L，肾功能正常，类风湿因子（－），抗
"O"1：100，白细胞计数正常，血沉80mm/h。诊断：急性原
发性痛风。辨证：痹证（湿热夹瘀型）。方拟清热和血汤加丹
参、茯苓、猪苓、木通、土鳖虫、莪术。服药1剂后，关节疼
痛即消失，但仍肿胀，不能穿鞋，服2剂后关节肿胀消退，仅
右第1跖趾及内踝微红肿，服药4剂后，关节红肿热痛完全消
退，行走自如，纳可，二便可，舌淡，苔薄黄，脉弦滑，继守
前方4剂以巩固疗效。

（方路，许东云．舒尚义教授治疗痛风经验．云南中医学
院学报，1998，21（1）：54—55）

【按语】

清热活血汤中选用大队的活血化瘀、通络止痛之品，针对局部的急性炎症，选用清热解毒的蒲公英、连翘及清热利湿的土茯苓、泽泻、牛膝以求能增加尿酸的排泄，改善体内环境，雷公藤经现代药理研究证实具有抗炎镇痛作用，能抑制急性关节炎。诸药合用，共奏清热利湿、利尿消肿、活血化瘀、通络止痛之功，从而迅速控制症状，缓解病情。

（五）四妙散加减

【方源】

清·张秉成《成方便读》

【组成】

薏苡仁 30g　黄柏 12g　苍术 6g　川牛膝 20g　紫花地丁 12g　山慈菇 15g　土茯苓 30g　川草薢 20g　赤芍 20g　泽泻 30g　王不留行 15g

【功效】

清热利湿解毒，利尿活血。

【验案】

男，34 岁。因双足第一跖趾关节红肿热痛反复发作 1 个月于 1999 年 9 月 3 日就诊。每因饮酒或饮食肥甘厚味即发，甚可累及足踝、足背及其他趾间关节。纳眠可，二便调，舌质红，苔黄腻，脉濡。检查：血尿酸 787μmol/L。中医诊断为痛风，西医诊断为痛风性关节炎。辨证为湿热瘀毒阻络，治疗以清热利湿解毒、利尿活血为法。方用四妙散加减：薏苡仁

30g，黄柏 12g，苍术 6g，川牛膝 20g，紫花地丁 12g，山慈菇 15g，土茯苓 30g，川萆薢 20g，赤芍 20g，泽泻 30g，王不留行 15g。水煎服，每日 1 剂，7 剂。二诊：患者前述关节症状明显减轻，但有时某些趾间关节呈游走性疼痛。舌质略红，苔薄黄、津液多，左脉弦细，右脉寸盛关尺弱。改拟健脾利湿、清热活血法。药用：太子参 12g，茯苓 15g，薏苡仁 30g，金钱草 20g，泽泻 30g，萆薢 15g，炒栀子 9g，黄柏 12g，紫花地丁 12g，茵陈 20g，王不留行 12g，赤芍 30g，甘草 6g。服药 12 剂，无明显关节不适，继服 12 剂。随访半年未复发。

（葛明久，彭怀申．四妙散加味治疗痛风性关节炎．山东中医杂志，2000，19（10）：419—419）

【按语】

患者初诊以邪盛为主，在四妙散化解湿毒的基础上，加重清热化瘀解毒、排毒之品，治疗以祛邪为先。二诊时热毒之象已明显改善，湿象偏盛，并有下睑色黯微肿，脉诊提示肝脾失调、脾虚失运。进一步问诊得知患者少量饮酒，次日必见头昏目赤，表明其素体排毒之力较弱，中焦升清降浊之力不足，亦责之肝失疏泄、脾失健运。故以太子参、茯苓、薏苡仁健脾益气，茵陈清热利湿同时又能疏肝理气，使肝脾调和，以助脏腑功能恢复。

（六）陈景河治疗痛风验方

【方源】

《陈景河》（中国百年百名中医临床家丛书）（陈素云，陈素玉，陈知行编著．北京：中国中医药出版社，2006）

【组成】

鸡血藤50g　防风20g　麻黄6g　桂枝10g　伸筋草50g
何首乌40g　赤芍15g　独活20g　豨莶草50g　木瓜20g　牛
膝10g　薏苡仁50g　千年健20g　白术40g

【功效】

活血祛风、舒筋通络。

【验案】

范某，女，35岁，1998年3月25日初诊。病史：周身筋
骨关节肿痛剧烈，双腿酸软无力3个月。腰痛，经当地医院查
血尿酸620μmol/L。脉弦缓，舌苔白浊。诊为痛风，拟用活血
祛风、舒筋通络、佐以祛风湿之法治疗。处方：鸡血藤50g，
防风20g，麻黄6g，桂枝10g，伸筋草50g，何首乌40g，赤芍
15g，独活20g，豨莶草50g，木瓜20g，牛膝10g，薏苡仁
50g，千年健20g，白术40g。7剂。

二诊：4月2日。周身关节肿痛略减，但下肢关节仍疼痛
剧烈，腰痛，食欲及二便正常，脉沉弦，舌苔薄白。处方：鸡
血藤50g，防风20g，威灵仙40g，白芍50g，伸筋草50g，延
胡索20g，丹参20g，薏苡仁40g，青风藤20g，牛膝15g，桂
枝10g，䗪虫5g，菟丝子20g，何首乌40g。7剂。

三诊：4月10日。周身关节肿痛减轻，下肢关节疼痛减
轻，可做轻微的跑步运动，食欲及二便正常，脉弦缓，苔薄
白。按前方加减：鸡血藤50g，防风20g，威灵仙40g，白芍
60g，伸筋草50g，桂枝15g，狗脊15g，千年健30g，豨莶草
50g，附子10g，黄芪40g，甘草15g。7剂。

四诊：4月17日。下肢关节疼痛减轻，周身关节肿痛明显减轻，可做轻微体育活动，饮食及二便正常，脉弦缓，苔薄白。血尿酸540μmol/L。处方：鸡血藤30g，防风10g，当归20g，萆薢20g，盐黄柏20g，知母30g，威灵仙30g，龟板10g，黄芪30g，苍术20g。14剂。

五诊：5月4日。经服药后仅有下肢关节疼痛，可做轻微活动，无其他不适，饮食及二便正常，脉沉缓，苔薄白。继服中药：鸡血藤30g，防风20g，威灵仙40g，延胡索20g，伸筋草30g，何首乌30g，附子10g，桂枝10g，豨莶草50g，牛膝15g，木瓜20g，黄芪30g。7剂。

六诊：5月11日。下肢关节仍有疼痛，不明显，可以正常活动，无其他不适，饮食和二便正常，脉弦缓，苔薄白。血尿酸已恢复正常（440μmol/L）。处方：桑叶30g，苏叶30g，麦冬30g，薄荷15g，生地20g，白茅根15g，金银花20g，连翘20g，威灵仙40g，白芍60g，木瓜15g，鸡血藤30g，延胡索15g。

七诊：6月28日。现双腿下肢关节不疼痛，无其他症状，实验室检查仍保持正常，脉弦缓，苔薄白。巩固治疗如下：鸡血藤10g，防风20g，黄芪50g，附子15g，伸筋草30g，木瓜20g，威灵仙40g，白芍60g，牛膝15g，豨莶草50g，知母20g，桂枝10g，麻黄5g。嘱服7剂后停药。随访1年未再发，病告治愈。

（陈素云，陈素玉，陈知行．陈景河（中国百年百名中医临床家丛书）．北京：中国中医药出版社，2006：151—153）

【按语】

患者女性，35 岁，突发痛风，比较少见。一般多见于更年期女性痛风发病。病症见周身骨节肿、剧痛，腰痛，腿酸软无力。脉弦缓，舌苔白浊。血尿酸 620μmol/L，病情急骤。证属寒湿阻络，气滞血瘀，肝肾不足。故初诊用自拟基本方：鸡血藤、防风、麻黄、桂枝、赤芍等活血通络；伸筋草、独活、豨莶草、木瓜等祛风通络；何首乌、牛膝等补益肝肾；白术、薏苡仁等健脾化湿；千年健、威灵仙等祛风湿、壮筋骨、止痛、消肿。在此后的五诊中用龟板、附子、黄芪等加强补肾通络；用䗪虫以搜风通络止痛。取得明显临床疗效。值得指出：治疗过程中，重用鸡血藤、伸筋草、何首乌、豨莶草、薏苡仁、白术、黄芪、威灵仙、白芍、伸筋草，用量 40g～60g 不等，是活血祛风、舒筋通络主药，也是本方治疗特点。

（七）除痛风汤

【方源】

《内科疑难病名家验案 1000 例评析》（中册）（田元祥等主编. 北京：中国中医药出版社，2005）

【组成】

土茯苓 60g　银花 30g　萆薢 20g　车前子 20g　黄柏 20g　苡仁 20g　防己 20g　生甘草 10g　陈皮 10g　川贝母 10g　牛膝 10g

【功效】

清热解毒，化痰利湿。

【验案】

刘某，男，42岁，干部。1995年11月10日初诊。突发双足关节肿痛1个月。患者于1个月前由于饮酒过量，醉后入睡。于次日凌晨醒来自觉左足关节疼痛，足跟不能着地。当即到某医院检查，诊断为"风湿性关节炎"，给予消炎痛及追风透骨丸治疗。服药2天未效，于第4天双足关节肿痛，足跟不能着地，行走困难。送往某医院住院治疗，仍诊断为"风湿性关节炎"。用先锋霉素等药物治疗1周，未效。双足关节疼痛未减而出院。出院后邀余治疗。吾细查原由，翻阅病历，思其可能属"痛风性关节炎"。急查血尿酸：高达495μmol/L，确诊为痛风性关节炎。诊查：患者形体肥胖，双足关节红、肿、热、痛，以足跟为甚，不能着地。舌质红，舌苔黄腻，脉滑数。治以清热解毒，化痰利湿。自拟除痛风汤：土茯苓60g，银花30g，萆薢、车前子、黄柏、苡仁、防己各20g，生甘草、陈皮、川贝母、牛膝各10g。用土制砂罐加水1000ml，文火煎至1小时，取汁300ml，二煎加水500ml，文火煎至半小时，取汁200ml。两煎混合，分温3服，1日3次。禁忌：禁烟酒、高脂肪类食物和酸性食物，多食碱性食物，如魔芋、碱面等。

二诊：服上方3剂后，患者疼痛有所缓解。双足关节仍红肿，可扶杖行走，舌脉同前，仍续服上方6剂。

三诊：双足关节红肿疼痛消失，可弃杖行走，但仍觉足跟用力时疼痛。证明药应病机，再续服上方6剂以善其后。共服"除痛风汤"15剂，症状消失，痊愈上班，至今未见复发。

（田元祥等主编．内科疑难病名家验案1000例评析（中

册）．北京：中国中医药出版社，2005：156—157）

【按语】

患者初曾误诊为"风湿性关节炎"，用药未见取效。确诊后，辨证为湿热痛风，故予清热解毒、化痰利湿之"除痛风汤"。方中以清热解毒之土茯苓、银花重用为君药，佐以化浊祛湿之萆薢、车前子、黄柏、苡仁、防己等药，配合饮食调理而愈。而土茯苓、萆薢、车前子等药具有明显降血尿酸功能。

（八）周忠介治疗痛风验方

【方源】

《外科医案》（上册）（罗和古等主编．中国医药科技出版社，2005）

【组成】

百合 30g　山慈菇 15g　土茯苓 10g　忍冬藤 30g　当归 9g
桑枝 15g　车前子 30g　泽泻 9g　黄柏 9g　木通 6g　晚蚕
砂 15g

【功效】

清热解毒，祛湿通络，和营活血。

【验案】

黄某，男，72 岁。1992 年 5 月 26 日初诊。素恣饮酒及膏粱厚味之品，脾胃受损，湿热内蕴，酒毒蓄积，湿热下注，伏于经络关节，气血运行不畅，左足大趾跖关节及外踝肿胀红热疼痛 2 周，步履艰难，全身不适，寒少热多，心胸烦多，局部不可触摸，吹风得冷，其痛稍减，大便不畅，小便热赤气秒。

舌苔黄腻，脉濡数。曾在某医院诊断为足部感染，以青霉素、先锋霉素等治疗无效。后测血尿酸为 576μmol/L。诊断为痛风，给予痛风汤（百合 30g，山慈菇 15g，土茯苓 10g，忍冬藤 30g，当归 9g，桑枝 15g，车前子 30g，泽泻 9g，黄柏 9g，木通 6g，晚蚕砂 15g）加萆薢 15g，制苍术 15g。服 6 剂，肿痛悉除，全身症状消失，大便通畅，小便转清，苔腻已化，自行来院复诊，测血尿酸 258μmol/L，继以前方巩固治疗 1 周，并嘱注意饮食宜忌，随访至今未复发。

（罗和古等主编．外科医案（上册）．北京：中国医药科技出版社，2005：542）

【按语】

痛风证中年男性发病患者大大超过同龄女性，除生活因素外，可能与内分泌激素平衡水平不同有关。此外，脑力劳动的发病率比体力劳动者高，这可能与尿酸等邪毒停留于组织关节间有关。治疗痛风证西药大多有发热、皮疹、胃肠道反应、白细胞及血小板减少，甚至引起肝脏损害等毒副反应。痛风汤功能清热解毒、祛湿通络、和营活血，治疗痛风证针对性强，疗效满意，且无不良反应。

（九）痛风定痛汤

【方源】

《外科医案》（上册）（罗和古等主编．北京：中国医药科技出版社，2005）

【组成】

金钱草 30g　泽泻 10g　车前子 10g　防己 10g　生石膏

30g　知母 10g　黄柏 10g　地龙 10g　生地 15g　赤芍 15g　生甘草 5g

【功效】

清热利湿，活血定痛。

【验案】

徐某，男，45 岁，干部，1996 年 6 月 26 日初诊。突发右足跖趾关节剧痛，局部红肿，皮肤干燥发亮 1 天。伴低热心烦，夜不能寐。去年有类似发作 1 次。舌红，苔黄，脉数。查血尿酸 686μmol/L。

诊断：痛风。

辨证：湿热型。

方药：予痛风定痛汤 7 剂。药用：金钱草 30g，泽泻 10g，车前子 10g，防己 10g，生石膏 30g，知母 10g，黄柏 10g，地龙 10g，生地 15g，赤芍 15g，生甘草 5g。局部用金黄散外敷。

服 2 剂后疼痛明显减轻，7 剂尽疼痛完全消失，局部红肿明显好转。服药 2 周后，查血尿酸 309μmol/L，关节恢复正常。嘱注意控制饮食，多饮水，定期复查血尿酸。1 年后随访未见复发。

（罗和古等主编．外科医案（上册）．北京：中国医药科技出版社，2005：542—543）

【按语】

痛风急性期主要由于过食膏粱厚味，脾胃运化失常，酿湿生热，湿热下注，络脉瘀滞，故见关节红肿热痛等症，治疗当清热利湿、活血定痛。本方以金钱草为主，配伍车前子、泽泻、防己以清热利湿（中药药理研究证实，金钱草、车前子等具有利尿、促进尿酸排泄的作用）；生石膏、知母、黄柏、赤芍、地龙等清热消肿、活血止痛。局部外敷金黄散能清热除湿、散瘀止痛。内外合治，可尽快控制患者疼痛症状。

（十）当归芍药散加味

【方源】

汉·张仲景《金匮要略》

【组成】

忍冬藤 30g　石膏 30g　苡仁 30g　土茯苓 30g　白术 15g
茯苓 15g　泽泻 15g　草薢 15g　牛膝 15g　当归 12g　白芍 12g
川芎 12g　苍术 12g　延胡索 12g　黄柏 10g　知母 10g

【功效】

清热利湿，活血化瘀，泄浊解毒，调补肝脾。

【验案】

患者，男，81 岁。

主诉：因反复足趾关节肿痛 3 年，再发 2 天，于 1993 年 3 月 16 日初诊。

病史：患者平素嗜食肥甘，3 年前突感左脚第一跖趾关节疼痛，逐渐扩展到左踝关节（距小腿关节），某医院诊断为"痛风"，给予秋水仙碱等治疗后症状缓解。后上述情况反复发作。2 天前于饮酒后左脚第一跖趾关节疼痛又作，渐及左踝及膝关节，疼痛剧烈，难以成寐，伴心烦口渴。

检查：形体丰硕，关节局部红肿灼热，左耳轮处可见一约 0.2cm×0.2cm 大的痛风结节，舌质黯淡，苔薄黄腻，脉弦细。

血尿酸 643μmol/L，血沉 88mm/h。

辨证：证以湿热痹阻、痰瘀互结为主。

治法：治以清热利湿、活血化瘀、泄浊解毒，兼调补肝脾。

方药：当归芍药散合四妙散加减。药用忍冬藤、石膏、苡仁、土茯苓各 30g，白术、茯苓、泽泻、萆薢、牛膝各 15g，当归、白芍、川芎、苍术、延胡索各 12g，黄柏、知母各 10g。水煎服，每日 1 剂。

二诊：服药 3 剂后，关节红肿热痛明显减轻，舌苔转为薄白微腻。上方去石膏、知母，加穿山甲、白芥子各 10g。5 天后，关节症状消失，耳轮处痛风结节破溃，尿酸盐结晶开始脱落。

三诊：服上方 5 剂后患者耳部痛风结节基本脱落，但局部皮肤尚未愈合。上方加黄芪 45g，白术 15g。13 剂后，耳轮处皮肤愈合，症状痊愈，复查血尿酸 243μmol/L，血沉 8mm/h。随访至今，病未复发。

（罗和古等主编．外科医案（上册）．北京：中国医药科技出版社，2005：543）

【按语】

当归芍药散（当归、芍药、茯苓、白术、泽泻、川芎）出自《金匮要略》，有疏肝健脾、活血化瘀、健脾利湿的功效。原方用以治疗妇女妊娠腹痛及妇人肝郁气滞、脾虚湿胜、腹中诸疾痛。四妙散（黄柏、苍术、桑皮、陈胆星）出自《活人方》，用以治疗湿痰，风痹，筋骨拘挛，经络疼痛等。本案两方合参加减，治疗痛风，针对湿热，痰瘀互结，经络失养治疗。经治 18 天后，疾病痊愈，疗效显著。

（十一）朱良春治疗痛风验方二

【方源】

《中医辨治经验集萃——当代太湖地区医林聚英》（江一平等主编．北京：人民卫生出版社，1996）

【组成】

土茯苓 45g　玉米须 20g　萆薢 20g　全当归 10g　汉防己 10g　桃仁泥 10g　炙僵蚕 10g　甘草 5g

【功效】

泄化浊瘀，通经蠲痹。

【验案】

周某，男，28 岁，1979 年 8 月 9 日初诊。10 年前右足趾不慎扭伤之后，两趾关节对称性肿痛。是年 7 月下旬发现右足拇、食趾有多个结节，且液化溃流淡黄色液体，查血尿酸 928μmol/L。病理活检确诊"痛风石"，X 线摄片提示双足趾跖关节第五跖骨头外缘有半圆形掌齿状小透亮区，符合痛风征象。此后两上肢、指关节，髋、膝、踝关节疼痛，每于气交之变增剧。平素怯冷，面㿠无华，形瘦神疲。曾服"别嘌醇片"，因毒性反应停药。苔薄舌淡，脉细。体温：37.5℃。血沉：32mm/h。尿检：蛋白（＋）。乃浊毒留滞经脉，瘀痹不利之咎。治宜泄化浊瘀，通经蠲痹。处方：土茯苓 45g，玉米须、萆薢各 20g，全当归、汉防己、桃仁泥、炙僵蚕各 10g，甘草 5g。服药六十余剂后，复查血尿酸 696μmol/L。血沉 12mm/h，尿检正常。患者手足之结节、肿痛渐趋消退。又服

30 剂后复诊，惟感关节稍痛，血尿酸降至 348μmol/L。嘱再服 10~20 剂，以善其后。

（江一平等主编．中医辨治经验集萃——当代太湖地区医林聚英．北京：人民卫生出版社，1996：43）

【按语】

朱良春教授对治疗痛风选择降泄浊毒之中药，特别推崇土茯苓、萆薢二味，每方必用，是其经验独特之处。土茯苓一般每日用 30g—120g，萆薢用 15g—45g。土茯苓甘淡性平，主入脾胃两经，可助升清、降浊；萆薢苦甘性平，主入肾、膀胱二经，有利分清泌浊。两药皆有除湿、解毒、利关节之功，古人常用治梅毒、淋浊、脚气、瘰疬、疔疮痈肿、筋骨挛痛诸疾，而痛风一病既缘浊毒瘀滞为患；用之一以降泄浊毒，一以通利关节，甚为合拍，不但能降低血尿酸水平，又可解除骨节肿痛。

（十二）黄绥尔治疗痛风验方

【方源】

《中医辨治经验集萃——当代太湖地区医林聚英》（江一平等主编．北京：人民卫生出版社，1996）

【组成】

川黄柏 12g 银花 30g 丹皮 9g 猪苓 20g 泽泻 30g 生薏仁 30g 防己 12g 秦艽 10g 秦皮 18g 赤芍 12g 桂枝 6g 地龙 12g 炒苍术 12g 厚朴 12g 陈皮 9g

【功效】

清热利湿，活血通络。

【验案】

周某，55 岁，干部，1988 年 12 月 26 日初诊。两侧膝关节反复红肿热痛已达年余，近半年来因工作过劳频繁发作。测血尿酸 781.18μmol/L，西医诊断为痛风，曾服秋水仙碱、别嘌呤醇、炎痛喜康等药物，病情虽能暂时缓解，但胃肠道明显不适，频频作呕，故难坚持服药。当时除两膝关节红肿热痛外，胃纳显减，全身乏力，苔白根腻，脉象细弦。治宜清热、利湿、活血、通络，佐以调理脾胃。川黄柏 12g，银花 30g，丹皮 9g，猪苓 20g，泽泻 30g，生薏仁 30g，防己 12g，秦艽 10g，秦皮 18g，赤芍 12g，桂枝 6g，地龙 12g，炒苍术 12g，厚朴 12g，陈皮 9g。上方连续进服 1 周后，两膝关节红肿消失，疼痛显减，苔腻转薄，纳食见增。复测血尿酸降至 238μmol/L。嗣后仍宗原方进退，并佐补益气血之剂近 70 剂，近半年来未见发作。

（江一平等主编．中医辨治经验集萃——当代太湖地区医林聚英．北京：人民卫生出版社，1996：43—44）

【按语】

患者因疲劳过度诱发痛风，是痛风发病原因之一。本案除了关节红肿热痛外，还兼见胃纳显减，全身乏力，苔白根腻，脉象细弦等症。故黄绥尔先生自拟方以清热、利湿、活血、通络为主，用于痛风急性期治疗。病退症缓后，又注重于缓解期的脾胃调理，持续用药二月余，使脾胃健运，水湿得以运化，五脏平衡，经脉畅通，通则不痛。这是痛风病治疗过程中标本兼治的方法，不可忽视。

（十三） 慈菇二秦汤

【方源】

《从热痹论痛风性关节炎及治疗》（黄晶，等．中医药学报，2007，35（1）：32—33）

【组成】

秦艽 15g　山慈菇 10g　大黄 10g（后下）　秦皮 15g　金银花 20g　车前子 15g（包煎）　猪苓 15g　王不留行 20g　泽泻 10g　石膏 20g　知母 10g　桂枝 5g　泽兰 15g

【功效】

清热除湿，活血通络，消肿止痛。

【验案】

黄某，男，40岁，因右足踝部肿痛间作 1 年，于 2005 年月 11 月 12 日复发 3 天就诊。1 年前无诱因右足踝部肿痛，曾就诊某医院，诊断为"痛风"。未做规范治疗。1 天前因饮啤酒，半夜突然足踝部疼痛剧烈，伴口渴，心烦，大便干，小便短赤。查体：右足踝部肿胀，皮肤发红，皮温较对侧稍高，痛不可触，舌红，苔黄腻，脉动弦滑数。实验室检查：UA530μmol/L，血沉 29mm/h，CRP18。西医诊断：痛风急性发作；中医诊断：热痹，证属湿热痹阻型。治以清热除湿、活血通络、消肿止痛。拟用慈菇二秦汤加减：秦艽 15g，山慈菇 10g，大黄（后下）10g，秦皮 15g，金银花 20g，车前子（包煎）15g，猪苓 15g，王不留行 20g，泽泻 10g，石膏 20g，知母 10g，桂枝 5g，泽兰 15g。5 剂，嘱上方煎 2 次口服，每日 3 ~ 4 次分服，余药渣另煎，局部浸泡，并适当饮用陈皮水，药后关节肿胀疼痛缓解，减大黄，嘱再服 5 剂，再诊余症好转，复查 UA410μmol/L。继守前方 2 剂以善其后，嘱勿食肥甘厚味、海鲜、啤酒。

（黄晶，张智伟，郑雅芳，杨旭. 从热痹论痛风性关节炎及治疗. 中医药学报，2007，35（1）：32—33）

【按语】

降尿酸是治疗痛风的基础，中药现代药理研究，秦艽、秦皮、车前子皆能利尿促进尿酸排泄；大黄中的大黄素可抑制黄嘌呤氧化酶的活力，继而影响尿酸的形成；金银花既能抑制炎性渗出，又能抑制炎性增生，并对足跖部肿胀有抑制作用；山慈菇、百合含有秋水仙碱；泽泻在结石形成过程中，能阻止结晶生长和凝集过程等。在治疗热痹清热除湿、疏风通络、活血化瘀、消肿止痛的大法下，又体现出了降尿酸的功效，药证合拍，疗效显著，同时控制高嘌呤、高蛋白、高脂肪的食物亦尤为重要。

（十四）谭先国治疗痛风验方

【方源】

《清热解毒活血化瘀为主治疗痛风 26 例》（谭先国. 实用中医内科杂志，2006，20（6）：655—656）

【组成】

蒲公英 15g　紫花地丁 15g　金银花 15g　野菊花 15g　紫背天葵 15g　生地 15g　赤芍 15g　牛膝 10g　细辛 5g

【功效】

清热解毒、活血化瘀。

【验案】

朱某，男，58 岁。2003 年 4 月 14 日初诊。患痛风 5 年，双脚跖趾交替出现疼痛，有痛风结节，色泽黯淡，右侧足踝部红肿疼痛明显，以夜晚为重，痛苦难忍，血尿酸 492μmol/L。服化学药物后，疼痛有所好转。诊断为：痛风，经治疗 1 个疗程，各种症状明显好转，痛风结节明显软化、缩小，继服 2 个疗程，血尿酸降至 406μmol/L，基本康复，至今未复发。

（谭先国. 清热解毒活血化瘀为主治疗痛风 26 例. 实用中医内科杂志，2006，20（6）：655—656）

【按语】

针对本例痛风的病因病机及症状，治宜清热解毒、活血化瘀为主，方用五味消毒饮和自拟活血化瘀汤加减。蒲公英、紫花地丁、金银花、野菊花、紫背天葵清热解毒；生地清热凉血，养阴生津；赤芍清热凉血，祛瘀止痛；牛膝活血祛瘀，引血下行；细辛祛风，散寒止痛，且为引经要药。外用七厘散活血行气，消肿止痛。诸药合用湿热得消，瘀阻得散，肿痛得除。从而有效地治疗本病。

（十五）身痛逐瘀汤加减

【方源】

清·王清任《医林改错》

【组成】

秦艽 15g　川芎 10g　桃仁 10g　红花 5g　独活 10g　没药 10g　当归 10g　五灵脂 10g　香附 5g　牛膝 15g　地龙 10g　甘草 5g　威灵仙 15g　豨莶草 10g　苍术 15g　黄柏 10g

【功效】

活血化瘀、清化湿热。

【验案】

雷某，男，35 岁，2006 年 12 月 6 日初诊。患痛风病 7 年，起病最初每年发作 1～2 次，逐渐增加到每年发作 3～5 次。此次左踝关节肿痛复发已有一月余，先后自服秋水仙碱、别嘌呤醇、消炎痛、扑炎痛（贝诺酯）、苯溴马隆（溴酚呋喃）、小苏打（碳酸氢钠）、强的松（泼尼松）等药，症状一度有所减轻，但未完全缓解，且受凉劳累后又加重，查血尿酸 523μmol/L，ALT92U/L，AST72U/L，肾功能正常。左踝关节肿痛，局部微红，皮温略偏高，饮食及二便正常，舌淡红，苔薄微黄腻，脉细。证属瘀血阻滞经络，兼夹湿热。方选身痛逐瘀汤加减。秦艽 15g，川芎 10g，桃仁 10g，红花 5g，独活 10g，没药 10g，当归 10g，五灵脂 10g，香附 5g，牛膝 15g，地龙 10g，甘草 5g，威灵仙 15g，豨莶草 10g，苍术 15g，黄柏 10g。水煎服，每日 1 剂。服 2 剂后肿痛明显缓解，服 4 剂后疼痛消失。

（陈永红．身痛逐瘀汤加减治疗痛风举隅．实用中医药杂志，2007，23（9）：594）

【按语】

顽固性痛风以发作持续时间长，或频繁反复发作为特点，关节局部经常（或长期）肿痛，皮色不红或微红，皮温多正常或略偏高，舌质多黯红或淡红，舌苔白、黄或腻，脉象沉、细、弦、涩、滑，辨证属气血痹阻经络之"痹证"范畴，治当用身痛逐瘀汤加减。身痛逐瘀汤是王清任《医林改错》代表方，由秦艽、川芎、桃仁、红花、羌活、没药、当归、五灵脂、香附、牛膝、地龙、甘草组成。诸药配伍有活血行气、祛瘀通络、通痹止痛之功，主治气血痹阻经络所致的肩痛、臂痛、腰痛、腿痛或周身疼痛，经久不愈。

（十六）加味五藤饮

【方源】

《加味五藤饮治疗老年痛风 29 例》（李秀莲．陕西中医，2005，26（12）：1357）

【组成】

鸡血藤 30g　海风藤 30g　络石藤 30g　青风藤 30g　忍冬藤 30g　生薏苡仁 12g　苍术 12g　延胡索 12g　车前子 12g（包煎）　川牛膝 20g　赤芍 20g　当归 20g　丹参 20g

【功效】

清热利湿，活血通络。

【验案】

王某，男，62 岁。痛风史 3 年，近日因饮酒致右足第一跖趾关节红肿痛，局部灼热，关节屈伸不利，其痛难忍，日轻夜重，血尿酸 809μmol/L，血沉 65mm/h，X 线示右足第一及第四跖骨远端骨质蚕食样缺损，第一跖趾关节间隙轻度狭窄，关节旁软组织呈结节状肿胀。舌质淡红，苔白腻，脉滑略数。证属痹阻经脉、湿热内蕴，治以清热利湿、活血通络，药用鸡血藤、海风藤、络石藤、青风藤、忍冬藤各 30g，生薏苡仁、苍术、延胡索、车前子（包煎）各 12g，川牛膝、赤芍、当归、丹参各20g。7剂。药后局部红肿减轻，疼痛缓解，上方去知母，加木瓜15g，连服15剂，关节肿痛消退，血尿酸349μmol/L，血沉14mm/h，X线示右足第一跖骨远端痛风样病理改变与前次比较明显的好转，嘱注意休息，继服3剂，巩固疗效，并控制高嘌呤饮食，随访至今，病未复发。

（李秀莲．加味五藤饮治疗老年痛风29例．陕西中医，2005，26（12）：1357）

【按语】

老年人腑气日衰，脾失健运，湿浊内生，湿邪郁久化热故肿胀灼热，气血瘀滞，痹阻血脉，骨失所养，日久关节畸形。治疗以五藤饮为主方清热利湿、活血通脉，配薏仁、苍术、车前子以健脾利湿，知母以清热通痹，丹参、赤芍、当归、延胡索以活血化瘀止痛，牛膝活血引药下行，诸药合用经脉疏通、气血流畅、温热得除而获良效。

（十七）乌头汤

【方源】

汉·张仲景《金匮要略》

【组成】

制川乌10g（加蜜先煎30分钟）　细辛6g　黄芪15g　麻黄6g　白术12g　白芍20g　白芥子10g　薏苡仁30g　川牛膝15g　当归10g　制乳香6g　制没药6g　三七粉6g（另包冲服）　甘草6g

【功效】

散寒除湿，活血通络止痛。

【验案】

李某，男，37 岁。2000 年 7 月 25 日初诊。主诉左足背近拇趾处肿痛 1 周。患者素嗜烟酒、肥甘厚味，形体肥胖。进入夏季高温气候以来，长期生活、工作于空调低温环境之中。近 1 周来发生关节疼痛。开始发作时剧痛难忍，夜间为甚，不能站立及走动，局部肿胀无灼热感。经某医院检查诊断为痛风，因害怕服用西药后产生副作用而未用西药治疗。1999 年冬及 2000 年春曾有类似此次之发作 2 次，位于右下肢足背、踝关节。检查见患者左足第一跖趾关节肿胀，肤色黯红，触之痛剧而无热感。舌苔白厚而腻，脉弦滑。辨证属素体湿盛，复感寒湿，内外合邪，流注下肢，阻滞关节经络，以致气血不通。治以散寒除湿，活血通络止痛。方用乌头汤加味：制川乌 10g（加蜜先煎 30 分钟），细辛 6g，黄芪 15g，麻黄 6g，白术 12g，白芍 20g，白芥子 10g，薏苡仁 30g，川牛膝 15g，当归 10g，制乳香 6g，制没药 6g，三七粉 6g（另包冲服），甘草 6g。水煎服，每日 1 剂。并配合局部药汁热敷。服用 7 剂后，痛减大半，肿胀消除。继用 7 剂，诸症悉除。再以健脾利湿、补肾壮骨、益气固表之品数剂善后。至今未再复发。

（戴天木．经方辨治痛风的经验．中国民间疗法，2003，11（8）：7—8）

【按语】

乌头汤源自《金匮要略》，用以治疗历节病，"病历节不可屈伸，疼痛，乌头汤主之。"痛风虽不能等同于历节病，但两者的病因相同，症状亦类似，故可用历节病之方为主治疗痛风。方中川乌、细辛温经散寒，除湿止痛；麻黄辛温宣散，使寒湿从表而去；白术配麻黄行表里之湿；黄芪益气固卫，助川乌、细辛温经止痛，并与白术共同制约辛温发散太过；薏苡仁健脾利湿；白芥子、川牛膝、炮山甲、当归、三七化痰通络，活血止痛；甘草调和诸药，并与白芍相伍酸甘化阴，既防温燥伤阴，又可缓急止痛。诸药共奏散寒除湿、活血通络之效。

（十八）开痹化湿汤

【方源】

《开痹化湿汤治疗痛风性关节炎 32 例》（楼向红. 浙江中医杂志，2002，37（7）：299）

【组成】

乌梢蛇 10g　寒水石 10g　知母 10g　地鳖虫 10g　红花10g　桂枝 18g　制川乌 15g　赤芍 15g　茯苓 15g　威灵仙 15g生薏仁 30g

【功效】

温阳开痹，清热化湿，活血止痛。

【验案】

李某，男，46 岁。经商。2000 年 4 月 15 日初诊。诉平时喜食海鲜、肉类，好饮酒。1 年前突发右足疼痛，行走不利，曾在个体诊所输液抗炎、口服消炎痛等治疗，半月后好转，1年来已复发 2 次。检查：右足第一跖趾关节灼热、肿胀、压痛。舌质红，苔黄腻，脉弦滑。白细胞计数 $10.6 \times 10^9/L$，中性粒细胞 0.78，血沉 20mm/h，血尿酸 738μmol/L。X 线摄片示右足第一跖趾关节未见明显异常。诊为痛风性关节炎，予开痹化湿汤治疗 1 个疗程，2 周后复查，患部红肿疼痛消失，关节活动自如，血尿酸降至 398.41μmol/L。随访 1 年未见复发。

（楼向红．开痹化湿汤治疗痛风性关节炎 32 例．浙江中医杂志，2002，37（7）：299）

【按语】

本病好发于下肢，病初可不痛，然渐积日久，湿热愈甚，蕴阻于经络关节之间而致关节红肿热痛。开痹化湿汤中乌头味辛而大热，除寒开痹；桂枝性味辛温，通阳散寒，入营达卫，二者合用，既可散在表之寒，又可除在里之痛；寒水石、知母、赤芍清热凉血治热痹疼痛；地鳖虫、乌梢蛇为通窜活血之品，可逐瘀消肿；茯苓、生薏仁健脾化湿；红花活血止痛；威灵仙除风湿并可调节免疫功能。全方合用，共奏温阳开痹、清热化湿、活血止痛之功。

（十九）陈军治疗痛风验方

【方源】

《清热化湿通络法治疗痛风性肾病 35 例》（陈军．中华中医药杂志，2005，20（11）：661—662）

【组成】

生薏苡仁 30g　苍术 15g　生大黄 6g　茯苓 30g　萆薢 10g
丹参 30g　红花 6g　川芎 6g　益母草 30g　钩藤 15g　川牛膝
15g　地龙 10g　鸡内金 10g　焦四仙各 12g

【功效】

清热化湿，活血通络。

【验案】

张某，男，51 岁。患痛风性肾病四年余。曾在外院服用中、西药等治疗，疗效不佳且病情不断加重，血尿酸居高不下，蛋白尿持续，肾功能受损，血压顽固不降，遂来我科诊治。症见患者体胖面肿，双足踝红肿疼痛，头晕头痛，恶心，脘腹胀满，腰酸腿沉，尿黄，大便黏滞不畅。察舌质红黯有瘀斑，苔黄白厚腻，脉弦滑。查体：双足踝红肿，腰部叩击痛（＋＋）。BP：158/98mmHg（1mmHg＝0.133kPa）；尿常规检查：尿蛋白（＋＋），红细胞2—5个；血生化检查：血尿酸624μmol/L，尿素氮8.7mmol/L，血肌酐142.8μmol/L。诊断为痛风性肾病（氮质血症期）。辨证为湿热内蕴，肾络瘀阻。治以清热化湿，活血通络。药用：生薏苡仁30g，苍术15g，生大黄6g，茯苓30g，草薢10g，丹参30g，红花6g，川芎6g，益母草30g，钩藤15g，川牛膝15g，地龙10g，鸡内金10g，焦四仙各12g。7剂，水煎服，每日2次。药后诸症减轻，原方加减继续服药，患者双踝红肿疼痛渐消，腰酸腿沉、头晕头痛减轻，大便1~2次/日，软便通畅。治疗1个疗程后，血尿酸降至389μmol/L，尿常规检查（－），血尿素氮6.7mmol/L，血肌酐118μmol/L，血压稳定在正常范围。病获显效。

（陈军．清热化湿通络法治疗痛风性肾病35例．中华中医药杂志，2005，20（11）：661—662）

【按语】

本病患者其病因大多与嗜食肥甘厚味、生猛海鲜，饮酒过度有关。饮食不节，嗜食膏粱厚味、醇酒肥甘、辛辣腥腻之品，碍胃滞脾，脾失健运，不能运化水谷精微而聚湿生痰，蕴久化热，湿热内阻，阻滞气机，血行不畅，则致瘀血内生，形成湿、热、瘀邪胶结。"穷必及肾"、"久病入络"，致肾失分清泌浊，肾络瘀阻。肾络瘀阻，又会影响气、血、阴、阳等正气的化生，使湿热湿浊之邪愈加严重。由此可知，湿热内蕴，瘀阻脉络是痛风性肾病的病机关键，故治疗宜清热化湿，活血通络。基本方中生薏苡仁甘淡微寒，利水渗湿，清热除痹；苍术辛苦温，燥湿健脾，祛风除湿；茯苓甘淡平，利水渗湿，健脾补中；萆薢苦微寒，利湿而分清浊；生大黄味苦性寒，清热泻火，活血祛瘀，《神农本草经》称其"下瘀血，血闭寒热，破癥瘕积聚，留饮宿食，荡涤肠胃，推陈致新，通利水谷，调中化食，安和五脏"。以上诸药相配，共奏清热化湿，健脾除痹之效。丹参苦微寒，活血祛瘀；川芎辛温，活血行气；益母草辛苦微寒，活血祛瘀，利尿解毒；红花辛微温，活血祛瘀。四味合用，寒温互佐，重在活血化瘀通络。鸡内金健脾消食，在清热化湿通络的同时，可助脾胃运化。全方具有清热化湿，活血通络，健脾除痹的功能。使热清湿化络通，脾胃健运，肾的气化功能得以恢复，疾病渐趋好转。

（二十）十花饮

【方源】

《十花饮治疗急性痛风性关节炎 30 例》（杨庆华．湖北中医杂志，2002，24（6）：40—41）

【组成】

金银花 20g　野菊花 10g　一枝黄花 10g　金莲花 10g　木槿花 10g　凌霄花 10g　山茶花 10g　金雀花 10g　芙蓉花 10g　西红花 3g

【功效】

清热解毒、化瘀通络。

【验案】

赵某，男，2000年10月15日就诊。患者踝、膝关节间歇性疼痛2年，3天前突发左踝关节剧痛，局部红肿，步行困难，伴发热头痛。曾用萘普生治疗，效果不显。检查：痛苦面容，体温38.2℃，左踝关节红肿热痛，压痛明显，活动受限，舌红苔黄，脉滑数。化验：WBC11×10⁹/L，中性粒细胞0.8，血沉60mm/h，血尿酸670μmol/L。西医诊断：急性痛风性关节炎。中医辨证诊断：热毒痹。治宜清热解毒、化瘀通络。用上法治疗，7天后关节红肿热痛及全身症状消失，活动自如，舌脉、血象、血沉、血尿酸均恢复正常。随访1年来见复发。

(杨庆华. 十花饮治疗急性痛风性关节炎30例. 湖北中医杂志，2002，24（6）：40—41)

【按语】

十花饮方中，金银花、野菊花、一枝黄花、金莲花、木槿花、芙蓉花清热解毒；凌霄花、西红花、山茶花凉血活血；金雀花和血祛风通络。诸药合用，切中病机，有明显疗效。值得指出：金莲花，产地河北、内蒙古自治区等地，也称"塞外龙井"，具有清热解毒、养肝明目、提神健胃的作用，民间常喝金莲枸杞茶、金莲菊花茶、柠檬金莲茶，美容养颜。西红花，是一种鸢尾科番红花属的多年生花卉，也是一种常见的香料，是西南亚原生种，最早由希腊人人工栽培，目前临床常用藏红花，性味甘、平，归心、肝经，具有活血化瘀，凉血解毒等作用，本品昂贵，力胜杜红花，一般用量3克，最多不过9克。

（二十一）四妙三藤饮

【方源】

《四妙三藤饮治疗痛风性关节炎 96 例》（王贵．中国民间疗法，2006，14（2）：33—34）

【组成】

苍术 10g　黄柏 10g　牛膝 15g　薏苡仁 15g　鸡血藤 15g　络石藤 15g　土茯苓 30g　宽根藤 15g　滑石 15g　甘草 6g

【功效】

清热燥湿，消肿止痛，祛湿通络，活血化瘀。

【验案】

赵某，男，48 岁，干部，2003 年 6 月 18 日初诊。于 2 年前无明显诱因突然出现双足第一跖趾关节红肿疼痛，功能障碍。予静脉滴注青霉素，口服消炎痛及中药，2 周后症状好转，但关节处仍有轻度红肿疼痛，尤以活动时加重。此后，每于饮酒或劳累后复发，开始每年发作 1~2 次，近年来复发次数增多，近日因饮酒后再次复发，前来我院就诊。症见：双足第一跖趾关节红肿疼痛，触之灼热，难以入睡，口干，小便黄，舌红，苔黄腻，脉滑数。血尿酸检查为 640μmol/L。诊断为痛风性关节炎，证属湿热内蕴，痹阻经络。治以清热祛湿，祛风通络止痛。用上法治疗 14 天后血尿酸降至 300μmol/L，患部红肿热痛消失，功能恢复正常。继服上方 10 剂。随访 2 年未复发。

（王贵．四妙三藤饮治疗痛风性关节炎 96 例．中国民间疗法，2006，14（2）：33—34）

【按语】

治疗上应以清热祛湿、祛风通络止痛为主。四妙三藤饮中，苍术、黄柏、牛膝、薏苡仁为四妙散，具有清热燥湿、消肿止痛之功，用治风湿痹痛，全身上下各处肢体疼痛；鸡血藤、宽根藤、络石藤能祛风湿，舒筋骨，通经络，活血化瘀并止痛；土茯苓有清热祛湿解毒之功；滑石、甘草具清热、利尿、渗湿之效。全方共奏清热祛湿、祛风通络止痛之功。

（二十二）痛风饮

【方源】

《痛风饮为主治疗顽固性痛风性关节炎 45 例（附单纯西药治疗 30 例对照）》（方红，等．浙江中医杂志，2005，40（5）：205）

【组成】

土茯苓 30g　生苡仁 30g　桑寄生 30g　生黄芪 20g　丹参 20g　车前子 20g（包）　怀牛膝 15g　川续断 15g　防己 15g　黄柏 10g　川草薢 10g　蕲蛇 10g

【功效】

清热利湿，活血化瘀。

【验案】

胡某，男，61 岁。2003 年 10 月 20 日初诊。3 年前右足第一跖趾关节突发性红肿热痛，血尿酸检查 496μmol/L，确诊为痛风。经秋水仙碱等治疗，疼痛缓解，但时有发作。近半年来发作次数明显增加而来我院就诊。发作时右膝关节红肿热痛，形寒发热，平时伴腰酸，胃脘胀满。舌苔薄白腻，脉滑。血尿酸536μmol/L。投痛风饮加砂仁5g，药进1月，痛风未作，胃脘胀满已除，腰酸减轻，上方加减调治2月后，痛风未作，血尿酸已降至正常。半年后随访病未复发。

（方红，郑苏，叶凤．痛风饮为主治疗顽固性痛风性关节炎45例（附单纯西药治疗30例对照）．浙江中医杂志，2005，40（5）：205）

【按语】

该例痛风系湿热内阻，气血瘀阻经络，不通则痛，且反复发作，肾气已亏，故治当清热利湿，活血化瘀，佐以补肾。方中土茯苓、川萆薢、车前子、黄柏、防己清热利湿，苡仁健脾利湿，桑寄生、川续断补肾，黄芪补气托邪外出，丹参、牛膝活血通络，蕲蛇祛风湿、透筋骨。诸药合用，效如桴鼓。

（二十三）吕艳萍治疗痛风验方一

【方源】

《痛风治验三则》（吕艳萍．中国中医急症，2002，11（3）：185）

【组成】

生石膏30g　生地15g　汉防己15g　知母15g　银花藤30g　鸡血藤30g　川芎10g　车前子15g　当归15g　木瓜30g　土茯苓15g　萆薢15g

【功效】

活血化瘀，清热泄浊，通络止痛。

【验案】

张某，男，45岁，1999年夏天夜间因突然右踝、趾关节红肿热痛，疼痛较甚，触之发热而来我院求诊。给西药抗感染、止痛治疗，效果不明显。次日查血沉30mm/h，抗"O"<500U，类风湿因子阴性，血尿酸450μmol/L。症见发热烦渴，溲赤便秘，舌红，苔薄黄腻，脉弦滑而数。此为痛风，治拟活血化瘀、清热泄浊、通络止痛。药用生石膏30g，生地15g，汉防己15g，知母15g，银花藤30g，鸡血藤30g，川芎10g，车前子15g，当归15g，木瓜30g，土茯苓15g，草薢15g。共服药三十余剂，同时以药渣局部外敷，查血尿酸426μmol/L，又服二十余剂，血尿酸265μmol/L。随访1年未复发。

（吕艳萍．痛风治验三则．中国中医急症，2002，11（3）：185）

【按语】

患者发热烦渴，溲赤便秘，舌红苔薄黄腻，脉弦滑而数，一派湿热内蕴之象。故以生石膏、知母、生地清热泻火，汉防己、车前子、土茯苓、草薢等清热利湿，银花藤、鸡血藤、木瓜清热通络，当归、川芎、生地养血通络，并以药渣局部外敷，内外合治，使痛风急性期发病得以较快控制。治疗上当以清热养血、化瘀泄浊标本兼治，内服和外治同用，是治疗痛风性关节炎的常法。

（二十四）消痛汤

【方源】

《消痛汤治疗急性痛风性关节炎》（何国珍，等．湖北中

医杂志，2003，23（7）：44）

【组成】

苍术 18g　薏苡仁 18g　黄柏 12g　川牛膝 12g　土茯苓 30g　萆薢 30g　金银花 30g　蚕砂 9g　红花 9g　大黄 9g　泽兰 15g

【功效】

清热利湿，通络止痛，活血化瘀。

【验案】

患者，男，68 岁。右足拇跖趾、踝、膝等关节间歇性红肿疼痛半年余。发病前有进食动物内脏及过量饮酒史。就诊前在某院用秋水仙碱、激素治疗，病情一度缓解。6 天前关节肿痛加重，行走不便，伴恶心、胸闷不适。查体：右足拇跖关节、踝关节肿胀，可触及隆起性结节，灼热、拒按，右踝关节硬结破溃，有白色分泌物，大便干结，小便黄，舌质黯红，苔黄腻，脉滑数。化验：白细胞 11.8×10^9/L，中性粒细胞 0.82，血沉 68mm/h，血尿酸 600 μmol/L。X 线片示：右下肢踝、拇跖趾关节软组织肿胀，未见骨质破坏。诊断：急性痛风性关节炎。予苍术、薏苡仁各 18g，黄柏、川牛膝各 12g，土茯苓、萆薢、金银花各 30g，蚕砂、红花、大黄各 9g，泽兰 15g。治疗 2 个疗程后各受累关节红肿热痛完全消失，活动自如，结节消散，溃破痊愈。查血象、血沉、血尿酸均降至正常水平。随访 2 年未复发。

（何国珍，杨敬博，杨仁和．消痛汤治疗急性痛风性关节炎．湖北中医杂志，2003，23（7）：44）

【按语】

中医认为，本病多属湿热痹范畴。为平素过食肥甘厚味，以致湿热郁结，日久累及脏腑经络，气血运行不畅，瘀阻经脉而成。气滞血瘀日久凝结，以致关节处出现结节，甚至溃破。本病以湿热之邪为患，故以黄柏、苍术、薏苡仁、牛膝清利湿热、荣筋壮骨，为君药。现代医学研究证实，此四味药具有抗溃疡、抗缺氧、抗血小板凝集，以及镇痛、解毒、消炎、增强免疫的作用[1]。重用土茯苓以解毒、除湿、利关节，萆薢祛风除湿、活血定痛，蚕砂为"风湿之专药"。三药合用，使祛风除湿、分清别浊、通络定痛之力更强，为臣药。佐以泽兰、红花活血化瘀；配金银花清热解毒。以大黄为使药，旨在荡涤脏腑湿浊（如若便溏，与它药同煎则能清湿化浊而不泻）。生地、石膏、虎杖清热通络；延胡索、地龙、僵蚕通痹止痛；桃仁、丹皮活血散瘀；桑枝、川牛膝引诸药直达病所。药渣煎汤外洗患部，有利于改善局部血供，恢复相关组织的正常生理功能。

（二十五）血府逐瘀汤

【方源】

清·王清任《医林改错》

【组成】

桃仁10g　红花8g　黄柏12g　制大黄10g　赤芍15g　威灵仙15g　牛膝15g　土茯苓15g　忍冬藤12g　甘草5g

【功效】

清热利湿，活血通络。

【验案】

许某，女，37 岁，教师。2002 年 3 月初诊。诉关节红肿热痛 3 年，每月必发，尤以进食高蛋白或动物内脏后更甚，在某市级医院按风湿关节炎治疗，服用大量的中、西药物，3 日前双侧踝关节红肿热痛并发，活动受限，呻吟不止。实验室检查提示血尿酸大幅升高，诊为痛风。现症：双踝关节红而肿胀，患处拒按。舌紫黯，苔黄腻，脉弦数。此乃湿热下注，瘀血阻络所致。治宜清热利湿，活血通络。方用血府逐瘀汤加减：桃仁 10g，红花 8g，黄柏 12g，制大黄 10g，赤芍 15g，威灵仙 15g，牛膝 15g，土茯苓 15g，忍冬藤 12g，甘草 5g。服用 3 剂后，痛处红肿减退，疼痛减轻，原方黄柏减为 10g，加苍术 12g。再服 5 剂，诸症皆消。

（林光彩．血府逐瘀汤临床新用．湖南中医杂志，2006，22（4）：57—58）

【按语】

血府逐瘀汤出自清代王清任《医林改错》一书。其药物组成：当归 10g，生地 10g，桃仁 12g，红花 10g，枳壳 6g，赤芍 6g，柴胡 3g，甘草 3g，桔梗 5g，川芎 5g，牛膝 10g。本方原治"胸中血府血瘀之证"，症见头痛、胸痛、内热瞀闷、失眠多梦、心悸、怔忡、呃逆干呕、急躁易怒等。痛风属中医"痹证"范畴，多属湿热内生所致，故投以黄柏、土茯苓清热利湿；桃仁、红花活血通络。本病虽症不同，但其病因不变，故服本方后药到病除。

（二十六）张云祥治疗痛风验方一

【方源】

《中医药治疗痛风病举隅》（张云祥．北京中医，2006，25（2）：111）

【组成】

生薏苡仁30g　忍冬藤30g　佩兰12g　藿香12g　蒲公英30g　白蔻仁9g　连翘15g　黄芩12g　丝瓜络12g　白通草9g　滑石30g　甘草6g

【功效】

化湿清热，通络止痛。

【验案】

患者，男，28岁，1997年10月14日初诊。主诉：右拇指红肿疼痛1周。现病史：右拇指红肿疼痛，伴灼热感，口渴，面红目赤，心烦易怒，大便干、2日一行，舌质红，苔黄腻，脉滑数。实验室检查：血尿酸512μmol/L。中医辨证：湿热痹阻经络。立法：化湿清热，通经活络。方药：生薏苡仁30g，忍冬藤30g，佩兰12g，藿香12g，蒲公英30g，白蔻仁9g，连翘15g，黄芩12g，丝瓜络12g，白通草9g，滑石30g，甘草6g。7剂后再诊，患者右拇指红肿疼痛消其大半，口微渴，心烦易怒，面红目赤诸症已除，舌质红，苔黄，脉滑小数。再进前方14剂后，诸症悉平，血尿酸：420mmol/L。

（张云祥．中医药治疗痛风病举隅．北京中医，2006，25（2）：111）

【按语】

张云祥认为,治疗痛风应重视三点:一要注意利湿化浊。各期证候无论寒热虚实均兼湿邪,湿性重浊黏腻,缠绵难愈,故利湿化浊法当贯穿治疗始终。二要注意活血化瘀。痛风各期均可表现血分症状,急性期宜凉血活血,慢性期宜化瘀散结,肾病期应行血祛瘀。三要注意使用虫类药。痛风易反复发作,久病入络,痰瘀凝结,尤其是慢性期或肾病期结节形成,一般药物难以迅速见效,加入虫类药(如全蝎、蜈蚣、僵蚕、地龙、穿山甲等)可起到搜风祛邪、通经活络、破结软坚之功。本案根据症状舌脉,证属湿热痹阻经络,治宜化湿清热,通络止痛。

(二十七)曲源治疗痛风验方

【方源】

《重用石膏治疗急性痛风性关节炎 26 例》(曲源.云南中医中药杂志,2002,23(2):15–16)

【组成】

生石膏 10g　防己 9g　赤芍 9g　丹皮 9g　薏仁 30g　滑石 30g　生地 30g　双花 20g　乳香 20g　没药 20g　黄柏 15g　牛膝 15g　甘草 6g

【功效】

清热利湿,通络止痛。

【验案】

王某,男,35 岁,1999 年来院就诊,患者 1 天前夜间突发左侧第一跖趾关节剧痛而惊醒，随后疼痛一直未减，误以为感染，服用抗生素无效后，家属背至医院检查：患者疼痛关节部位红肿、灼热、拒摸（按），脚不能落地，行走困难，伴见口干欲饮，心烦不安，舌质红，苔黄腻，脉滑数有力等症。血沉32mm/h，血尿酸445.26μmol/L，白细胞计数14×10^9/L。证属湿热痹痛。治法：清热利湿，通络止痛。方药：生石膏10g，防己、赤芍、丹皮各9g，薏仁、滑石、生地各30g，双花、乳香、没药各20g，黄柏、牛膝各15g，甘草6g。每日1剂，水煎服。连服5剂症状消失，临床检验指标在正常范围。

（曲源．重用石膏治疗急性痛风性关节炎26例．云南中医中药杂志，2002，23（2）：15-16）

【按语】

本病是由于正气不足，痰浊内停，留滞关节，加之外感风寒湿热之邪，使经络阻滞，气血运行不畅所致。急性发作时，病在经络，正邪相争，以邪实为主，湿热流注经络，出现关节红肿热痛而成热痹，方中石膏用量较大取其清热泻火之功，张锡纯认为生石膏"之质最重，七八钱不过一大撮耳。以微寒之药，欲用一大撮扑灭寒温燎原之热，又何能有大效。是以愚用生石膏以治外感实热，轻症亦必至两许，若实热炽盛，又恒重用至四五两或七八两，或单用，或与他药合用"。双花、黄柏、滑石、薏仁、防己清热利湿泄浊，生地、丹皮凉血消肿，赤芍、乳香、没药通络止痛，牛膝引药下行。诸药合用，共奏清热利湿、通络止痛之效。

（二十八）王不留行散

【方源】

《王不留行临床应用举隅》（王成宝．新中医，2007，39
（5）：72）

【组成】

王不留行30g　接骨草30g　桑白皮30g　花椒9g　黄芩
6g　干姜6g　厚朴6g　白芍6g　炙甘草12g　当归12g　川芎
12g　知母12g

【功效】

活血行气，散瘀消肿。

【验案】

朱某，男，33岁，2001年1月4日初诊。右足前内侧肿
胀、疼痛、发热，服止痛药及抗生素治疗，疼痛未完全缓解，
近日加重前来诊治。诊见：右足第一跖趾关节处肿胀，疼痛固
定不移，且局部发热，遇寒加重，皮肤黯红、压痛明显，舌质
偏红，苔薄黄，脉沉紧。检查血尿酸825μmol/L，血沉25mm/h。
诊为痛风性关节炎。证属血瘀气郁，方以王不留行散加减。处
方：王不留行、接骨草、桑白皮各30g，花椒9g，黄芩、干
姜、厚朴、白芍各6g，炙甘草、当归、川芎、知母各12g。6
剂，每天1剂，水煎2次兑匀，分2次服。二诊：疼痛明显减
轻，守方又服6剂后，再据症加减，共服三十余剂。复查尿
酸、血沉等，均恢复正常。

（王成宝．王不留行临床应用举隅．新中医，2007，39
（5）：72）

【按语】

痛风性关节炎临床较难治疗，西药主要用秋水仙碱等，虽有效但对部分患者则效果不理想。痛风性关节炎病机属瘀血阻滞、气机不利、阳气郁结，只要抓住病证主要症状，即《伤寒论》"但见一证便是"的用方原则。故以王不留行散活血行气，散瘀消肿，兼顾寒热；加当归、川芎活血行气止痛，知母清热养阴。全方相辅相成，互为互用，以奏其功。

（二十九）当归拈痛汤加减

【方源】

元·李东垣《医学发明》

【组成】

当归 15g　茵陈 20g　川芎 15g　羌活 12g　独活 12g　防风 12g　防己 12g　苍术 9g　猪苓 15g　葛根 15g　虎杖 20g　油松节 9g　生甘草 9g

【功效】

祛风活血，通络止痛，清利湿热。

【验案】

荣某，男，61 岁，高级工程师。1991 年 6 月 5 日初诊，时值夏初，因饮食肉类甚多，伴疲劳，夜间突发右脚跖拇关节红、肿、热、痛，不得着地。查尿酸 529.55μmol/L，血沉 32mm/h，类风湿因子（-），抗"O"500U 以下，黏蛋白 50mg/L~80mg/L。X 线片示：右侧第一跖趾关节痛风性炎症。症见纳谷不馨，口苦口腻，畏寒身热，小溲黄赤，舌苔黄腻，舌质红，脉弦数。此属湿热下注，瘀血凝滞，络道阻塞。拟以祛风活血，通络止痛，清利湿热。方以当归拈痛汤加减：当归15g，茵陈20g，川芎15g，羌独活各12g，防风己各12g，苍术9g，猪苓15g，葛根15g，虎杖20g，油松节9g，生甘草9g。服3剂，诸症减轻。连服7剂，右侧第一跖趾关节红肿热痛消退，诸症缓解。又服7剂，复查血尿酸，血沉等恢复正常。

（王德良，邹忠熹．当归拈痛汤临床应用举隅．上海中医药杂志，1993，（12）：31—32）

【按语】

痛风治疗既要考虑热邪，又要顾及湿邪。当归拈痛汤由当归、羌活、白术、黄芩、茵陈、党参、苦参、葛根、泽泻、茯苓、防风、知母、升麻、甘草组成，为李东垣所创。原用以治疗湿热搏结的四肢关节烦痛、肩背沉重、脚气身痛以及下身生疮、红肿作痛等症。用当归拈痛汤加减治疗痛风，当归以祛风活血，羌活、防风胜湿止痛，茵陈、猪苓、生白术仿茵陈四苓，理脾渗湿，化决渎之气而畅利水道，苦参、知母、黄芩、生大黄清热解毒，通便泄热，故能取明显疗效。

二、清热除湿，化瘀解毒类方

（一）痛风方

【方源】

《段富津教授治疗痛风经验》（赵书锋，等．中医药信息，2006，23（1）：45—46）

【组成】

苍术15g　黄柏15g　赤芍15g　粉防己15g　生薏苡仁

30g　姜黄 15g　威灵仙 15g　海桐皮 15g　地龙 15g　川牛膝 15g　胆南星 10g

【功效】

清热除湿，化瘀解毒。

【验案】

赵某，男，53 岁。2004 年 3 月 8 日就诊。患者痛风多年，现右大拇趾黯红发热，肿痛夜甚，舌苔黄腻，脉弦数，足趾有痛风石，血尿酸 650μmol/L。处方：苍术 15g，黄柏 15g，赤芍 15g，粉防己 15g，生薏苡仁 30g，姜黄 15g，威灵仙 15g，海桐皮 15g，地龙 15g，川牛膝 15g，胆南星 10g。并嘱其禁食酒肉、动物内脏等以防湿热内生。以此方加减，共服药四十余剂，肿痛消退，痛风石渐消，舌脉转好，血尿酸降至 437μmol/L。

（赵书锋，龙旭阳．段富津教授治疗痛风经验．中医药信息，2006，23（1）：45—46）

【按语】

湿热痰瘀是痛风的病理关键，治宜清热除湿，化瘀解毒为主，段富津教授自拟痛风方：苍术 15g，黄柏 15g，薏苡仁 30g，粉防己、羌活、姜黄各 15g，赤芍 15g，川牛膝 10g，甘草 15g。方中以二妙（苍术、黄柏）清热燥湿以除湿热下注之红肿热痛，然湿热虽下注，其本在脾，以苍术燥湿健脾，又合黄柏苦寒沉降，清下焦湿热，解湿热疮毒，两药相合清流洁源，标本兼顾，共为君药。粉防己，《本草求真》言其"辛苦大寒，性险而健，善走下行，长于除湿通窍利道，能泄下焦血分湿热"，可助黄柏清利下焦湿热。薏苡仁甘淡微寒，主降泄，既健脾利湿，又长于祛除肌肉筋骨之湿邪，主治筋脉拘急之湿热痹阻筋骨之病，湿浊为病，均当以治阳明为本，苍术、薏苡仁正有此意。姜黄，《药性赋》言其"能下气，破恶血之积"，本品辛苦温，具有较强的祛瘀作用，既入血分活血，又入气分散滞气，以破血分湿瘀之滞。赤芍，《名医别录》言其"主通顺血脉，散恶血，逐贼血"，本品苦微寒，既清血分实热，又散瘀血，以清血分瘀热。四者共为臣药。羌活辛苦温，气雄而散，升发之力强，既能透利关节止痛，又能胜湿而助苍术、薏苡仁祛湿化浊，且可升发脾胃清阳，升清以助降浊，并可防黄柏、防己苦寒降泄太过而伤脾气，又与姜黄气味相投，盖血为阴津得温则行，湿为阴邪得辛方散，二者辛温之性与行瘀除湿甚合，是为佐药。少加川牛膝既助活血之力，又引诸药直达病所。又加甘草既缓和上药辛温燥烈之性，又防其苦寒败胃，共为使药。

（二）清热宣痹汤

【方源】

《郭中元治疗痛风性关节炎的经验》（张波．河北中医，1993，15（6）：5—6）

【组成】

蒲公英 30g　紫花地丁 20g　忍冬藤 30g　海桐皮 15g　制川乌 6g（先煎）　槟榔 15g　牛膝 12g　细辛 4g　黄柏 10g　苍术 10g　泽兰 15g　当归 10g　甘草 10g

【功效】

清热除湿，和血化瘀。

【验案】

宋某，男，54 岁。1991 年 9 月 2 日初诊。患者于 3 年前首发右足踝关节突然红肿剧痛，某院检查后确诊为"痛风性关节炎"，经服药后病情缓解，以后 3 年中曾先后发作 6 次，4 天前又因过劳而诱发。先以左足第一趾跖关节红肿灼热而痛，继而右足外踝关节也开始肿痛，疼痛于夜间加剧，甚时不能忍受，难以入眠，面色苍黑，右耳后皮下可见痛风结石，约 0.4cm×0.6cm 大小。舌质淡，苔薄黄，脉滑数。血常规：白细胞总数 $14.3 \times 10^9/L$，中性粒细胞 0.75，淋巴细胞 0.25，血尿酸 737.8μmol/L。诊为痛风性关节炎急性发作。药用清热宣痹汤加减：蒲公英 30g，紫花地丁 20g，忍冬藤 30g，海桐皮 15g，制川乌 6g（先煎），槟榔 15g，牛膝 12g，细辛 4g，黄柏 10g，苍术 10g，泽兰 15g，当归 10g，甘草 10g。水煎服，连服 3 剂，患肢疼痛大减，夜能安眠。继服 6 剂后，左足趾跖关节肿痛消失，右踝关节肿痛也明显好转。血常规检查正常。原方减制川乌，加老鹳草 15g，又服 3 剂，肿痛基本消失。此后以本方为基础稍事加减连续服药一月余，患部关节活动灵活，无任何不适感，经多次复查血尿酸均为正常。病获治愈，随访至今未见复发。

（张波．郭中元治疗痛风性关节炎的经验．河北中医，1993，15（6）：5—6）

【按语】

中医学将痛风归入"痹证"范畴，痹证多由人体正气先虚、营卫不调、经络空窭、外邪乘虚而入所得。《类证治裁》说："诸痹……良由营卫先虚，腠理不密，风寒湿乘虚内袭，正气为邪所阻，不能宣行，因而留滞，气血凝涩，久而成痹。"说明了痹证乃由正虚邪袭，又指出了它的病变关键在于气血凝滞，故祛邪调血为治病求本之法。就痛风性关节炎而言，祛邪当指清热除湿，调血应为和血化瘀。《灵枢·本脏》说："血和则经脉流行，营复阴阳，筋骨劲强，关节清利矣。"郭老在这一理论指导下，并结合自己数十年的临床经验，自拟清热宣痹汤，用于治疗痛风性关节炎，临床上取得了良好的疗效。方中蒲公英、紫花地丁苦寒，能清能泻，用以清热解毒消肿；忍冬藤不仅能清热解毒，还能通达四肢，透利关节；槟榔、防己利湿消肿，祛皮肤腠理关节之湿邪；当归、泽兰活血化瘀，以疏不流之气血；苍术、黄柏清热燥湿，除留滞经络之湿热；威灵仙、海桐皮祛风除湿，通络止痛；牛膝活血通脉；细辛祛风止痛；甘草甘温补脾以养正气，使苦寒之药不易伤胃，还可泻火解毒，调和诸药。全方以清热除湿为主，辅以祛风活血通络止痛之品，使湿热清，红肿得消，脉络畅，疼痛自除。

（三）排毒定痛汤

【方源】

《金实治疗痛风性关节炎经验撷萃》（魏刚．辽宁中医杂志，2002，29（11）：649）

【组成】

全当归10g 泽兰10g 黄柏10g 知母10g 防风15g 威灵仙20g 生薏苡仁30g 通草6g 苍术10g 萆薢10g 蜈蚣3条 全蝎4g 甘草5g

【功效】

祛风利湿，清化瘀毒。

【验案】

庞某，男，61岁。2002年2月5日初诊。有痛风病史六年余，前晚工作劳累后又饮啤酒，昨日起关节疼痛剧烈，红肿明显，有重着感，下肢活动欠利，以右足跖趾、外踝关节为甚，关节周围皮肤触之有灼热感，大便偏软，每日一二次，小便微赤，舌红，苔薄根黄腻，脉弦小数。查血尿酸为556μmol/L。辨证：湿热瘀毒流注，经络结而为痹。治以祛风利湿，清化瘀毒。药用：全当归、泽兰、黄柏、知母各10g，防风15g，威灵仙20g，生薏苡仁30g，通草6g，苍术、萆薢各10g，蜈蚣3条，全蝎4g，甘草5g。7剂后复诊：服药2天后，关节疼痛明显减轻，目前患者疼痛、红肿已不明显，左足跖趾、外踝关节仍有重着感，皮肤灼热感消失，二便基本正常，舌红，苔薄腻，脉弦。转以用养血活血、化湿行瘀解毒法。药用：全当归、赤芍各10g，白芍30g，川牛膝、黄柏、苍术、萆薢各10g，防风15g，威灵仙20g，通草6g，生薏苡仁30g，延胡索10g，甘草5g。7剂后原方加减，服药月余，病情明显好转。三诊：经治未明显发作，活动明显改善，仅左膝、右外踝有胀感，二便调，舌红，苔薄少，脉弦。查血尿酸为338μmol/L。治疗转以养血活血，调补肝肾为主。药用：全当归12g，生地20g，白芍30g，泽兰、川牛膝各10g，生薏苡仁30g，威灵仙、木瓜各20g，通草6g，甘草5g。14剂。并嘱其注意饮食与休息。药后症状消失，至今未再发作。

（魏刚.金实治疗痛风性关节炎经验撷萃.辽宁中医杂志，

2002，29（11）：649）

【按语】

痛风病因复杂，病情缠绵难愈，发作时以"急则治其标"论，治疗以自拟排毒定痛汤祛风清热、活血利湿为主，患者既有6年病史，则遵从"缓则治其本"之说，以养血及调补肝肾为主，佐以化湿行瘀排毒为治，缓解期痛风治疗贵在养血补肾，要做到"疏其气血，令其条达，而至平和"，故在复诊时重用白芍，现代药理研究表明，白芍具有调节免疫功能、抗炎、增强机体非特异性免疫反应功能的作用，还有镇痛、镇静等作用。

（四）吕承全治疗痛风验方二

【方源】

《吕承全治疗痛风经验总结》（吕宏生，等．河南中医药学刊，1994，9（2）：22—23）

【组成】

生石膏100g　金银花30g　生地30g　炒杜仲30g　鸡血藤30g　知母15g　川牛膝15g　黄柏10g　栀子10g　黄连10g　炒穿山甲10g　红花10g　甘草10g

【功效】

清热利湿，化瘀通络。

【验案】

郝某，男，53岁，1993年6月23日初诊。

主诉：两足关节肿痛已3年，加重3个月。

痛风百家百方

106

病史：两足关节肿痛已3年，加重3个月。曾按"风湿性关节炎"服用布洛芬、消炎痛等治疗，效果不佳。

检查：两下肢足踝及大趾跖骨关节肿大，足凉，右足大趾骨关节可扪及一黄豆大肿物附于骨上，推之不移，按之疼痛。其脉沉弦，舌质淡红，苔黄腻。查类风湿因子（-），抗"O"（-），血尿酸547.8μmol/L，尿常规（-）。

中医诊断：痛风。病机：禀赋不足，气化不利，湿浊内蕴，痹阻经络关节，结聚而成。

治则：先拟清热利湿、化瘀通络法止痛。

方药：生石膏100g，金银花、生地、炒杜仲、鸡血藤各30g，知母、川牛膝各15g，黄柏、栀子、黄连、炒穿山甲、红花、甘草各10g。水煎服。

二诊：上方服用12剂，关节疼痛基本缓解，但下肢仍肿，足凉，局部皮肤色黯，舌质淡红，苔黄腻，脉沉弦。证属热势减轻，湿浊仍重，再拟清热利湿、破瘀散结、通经活络之品调治。方药：生石膏100g，金银花、赤芍、鸡血藤、海风藤、薏苡仁、土茯苓各30g，知母、威灵仙各20g，川牛膝15g，炒穿山甲、红花、丹皮、木瓜各10g。水煎服。

三诊：上方略有加减服用二月余后，两足转温，水肿已消，右足肿物亦消，复查血尿酸313μmol/L，病情基本缓解。

（吕宏生，彭勃. 吕承全治疗痛风经验总结. 河南中医药学刊，1994，9（2）：22—23）

【按语】

该患者痛风病史长，容易反复，经久不愈。其肢体关节附有痛风结石，此系脾肾两虚，痰湿浊邪流注经络关节，气血瘀阻，结聚而成。故治疗时在使用薏苡仁、土茯苓、猪苓、泽泻等清热利湿药物基础上，重用炒穿山甲、郁金、桃仁、红花、丹参、赤芍、川牛膝、鸡血藤、络石藤等破瘀散结、通经活络之品祛湿破瘀、散结排石。是治疗痛风结石有效方法。

（五）张荒生治疗痛风验方

【方源】

《张荒生治疗痛风经验》（王进军．实用中医内科杂志，2006，20（1）：23）

【组成】

生石膏40g（先煎）　知母10g　黄柏10g　生地15g　丹皮10g　赤芍10g　白茅根10g　忍冬藤20g　全蝎10g　桑寄生10g　滑石15g　淡竹叶10g　车前草15g　灯心草4g　黄连6g　甘草6g

【功效】

清热利湿，消肿止痛。

【验案】

邱某，男，35岁。2003年3月8日初诊。反复发作性左足趾肿痛4年，右手指疼痛3天。患者于4年前因饮酒后突发左足第一跖趾关节肿痛，伴红肿发热，难以入睡。经服用消炎止痛类药物（具体用药不详）后缓解。以后每遇饮酒或食用肥甘厚味易发作，疼痛部位固定于左足第一跖趾关节大拇趾。开始发作服用消炎止痛类药物效果明显，近1年来服前药疗效不明显。3天前因饮啤酒后发现右手食指指掌关节疼痛，伴红肿发热，疼痛以夜间为甚，难以忍受，其他关节无不适。纳可，大便调，小便黄，因疼痛影响睡眠。舌红，舌体胖，边有齿痕，苔白腻，脉弦滑数。检查：右手食指指掌关节红肿，触之灼热，压痛（＋），功能受限。实验室检查：UA526μmol/L，RF28.6kU/L，ASO、ESR、BUN 均正常。诊断：热痹（痛风性关节炎），证属湿热阻络型。治宜清热利湿，消肿止痛。药用：生石膏40g（先煎），知母10g，黄柏10g，生地15g，丹皮、赤芍、白茅根各10g，忍冬藤20g，全蝎、桑寄生各10g，滑石15g，淡竹叶10g，车前草15g，灯心草4g，黄连、甘草各6g。服用上方7剂后，红肿疼痛明显减轻，患处触之轻微发热，纳可，夜寐安，二便调，舌红，苔白，脉弦滑。守上方，去寄生，加薄荷3g，续服用7剂。后随证加减又服7剂，疼痛消失，患处仍轻微红肿，触之质软，外科手术割开见细小结石。仍以上方为基础，加减服用7剂，诸症悉除。复查 UA、RF、ESR、ASO 均正常。随访1年未复发。

（王进军．张荒生治疗痛风经验．实用中医内科杂志，2006，20（1）：23）

【按语】

患者形体壮实，嗜食肥甘厚味，痰湿内生，郁久不解而化热，湿热阻滞经脉，气血运行不畅，不通则痛；湿热之邪化热成毒壅塞经脉，使局部脉络不通，血涩不行，热蒸湿阻，局部红肿热痛。舌红，脉数为实热之征；舌体胖大，边有齿痕，为脾虚有湿之征；苔白腻，脉弦滑数，小便黄，为湿热内盛之征。本病责脏于脾，其表在胃。急则从表，取胃腑为君，故方中重用君药石膏辛甘大寒入胃腑，清热泻火。胃为土腑，其父脏为心而作臣，故方中臣药：淡竹叶清热除烦，生津利尿；黄连清热燥湿，泻火解毒。土腑本脏为脾，其子为肺与大肠，共取为佐，故方中：知母、滑石、灯心草、车前草祛湿利尿，使湿热之邪自小便而解，辅以桑寄生强筋壮骨；丹皮、赤芍、生地益肝肾之阴，凉血散瘀而止痛；黄柏滋肾阴，泻相火，共全佐药之功；全蝎通络止痛；白茅根、忍冬藤清热解毒为信使之药；甘草调和诸药。

（六）章真如治疗痛风验方一

【方源】

《章真如治疗痛风经验》（刘惠武．甘肃中医，2000，13（4）：12—13）

【组成】

忍冬藤15g　当归15g　玄参15g　甘草8g　牛膝10g　木瓜10g　苍术10g　黄柏10g　薏苡仁30g　细辛3g　独活10g　秦艽10g

【功效】

清利湿热，通络止痛。

【验案】

何某，男，65岁。2年来反复发作下肢关节疼 6 痛，以拇趾趾关节易发，病初自贴风湿止痛膏后，疼痛便可缓解，今年3月关节疼痛又作，在某医院诊为"痛风"，给予别嘌呤醇、痛风灵仙、芬必得等药治疗，关节疼痛仍时轻时重，以膝关节为甚，压痛明显，无明显红肿，食纳可，二便调，脉弦细，舌质黯红，舌苔薄黄。查血沉，抗"O"正常，类风湿因子阴性，血尿酸：417.7μmol/L。辨证属湿热下注，痹阻经络。治拟清利湿热，通络止痛。处方：忍冬藤 15g，当归 15g，玄参 15g，甘草 8g，牛膝 10g，木瓜 10g，苍术 10g，黄柏 10g，薏苡仁 30g，细辛 3g，独活 10g，秦艽 10g。上方连服 10 剂后，关节疼痛即明显减轻，然仍时有反复，约服 70 剂后，关节疼痛即不再发作，连续数次复查血尿酸，均在正常范围。

（刘惠武．章真如治疗痛风经验．甘肃中医，2000，13（4）：12—13）

【按语】

治疗时紧抓住湿热阻滞，经络不通这个病机，主张拟清热利湿为治疗大法，并宗二妙散（黄柏、苍术）主要成分为"盐酸小檗碱"，具有降低血清尿酸的作用，可减轻高尿酸血症对肾的损害；三妙散（槟榔、苍术、黄柏各等分）主治一切湿毒；四妙勇安汤（金银花、玄参、当归、甘草），主治热毒炽盛之脱疽。患肢黯红微肿灼热，溃烂腐臭，疼痛剧烈，或见发热口渴，舌红脉数；三方合用功能重于清热泻火、化湿解毒、通络止痛，立方之义，契中病机。

（七）朱良春治疗痛风验方一

【方源】

《当代名医临床秘诀》（张昱主编．北京：科学技术文献出版社，2004）

【组成】

土茯苓 30g　萆薢 15g　生苡仁 30g　威灵仙 20g　汉防己 15g　赤芍 15g　桃仁 8g　红花 8g　金荞麦 30g　六月雪 30g

【功效】

泄热化浊，宣通络脉。

【验案】

阚某，男，61岁，1994年11月21日初诊。患者下肢关节痛两年多，近3个月足背、踝、膝关节疼痛，频繁发作，几天间断，局部肿胀有烘热感，行走不利，舌红，苔薄腻，脉弦滑，曾使用秋水仙碱等药物，因胃肠反应剧烈而停服。血尿酸625μmol/L。西医诊断为痛风。中医辨证为湿热瘀阻，络脉痹闭。治宜泄热化浊，宣通络脉。处方：土茯苓30g，萆薢15g，生苡仁30g，威灵仙20g，汉防己15g，赤芍15g，桃仁8g，红花8g，金荞麦30g，六月雪30g。服药20剂，关节肿痛消失，活动自如，血尿酸358μmol/L，嘱其调摄饮食，随访1年未复发。

（张昱主编．当代名医临床秘诀．北京：科学技术文献出版社，2004：429—430）

【按语】

本方用于湿热瘀阻之痛风病，鉴于发作期以邪实为主，湿热蕴结，瘀滞经络，而出现的关节红肿灼痛等症状，治当泻化宣通为法。《本草纲目》谓土茯苓"健脾胃，强筋骨，去风湿，利关节"、"萆薢之功，长于去风湿，所以能治缓弱顽痹"，故方中土茯苓、萆薢有较强泻化浊毒，通利关节作用；《开宝本草》：言威灵仙"主诸风，宣通五脏，去腹内冷滞，心膈痰水久积……腰膝冷疼及疗折伤"，配合汉防己、金荞麦、六月雪具有清热解毒，化痰降浊之功；赤芍、红花活血化瘀。诸药配伍，药证相合，泄热化浊，宣通络脉。服药 20 剂后，病愈且一年未作。

（八）痛风止痛汤

【方源】

《外科医案》（上册）（罗和古等主编．北京：中国医药科技出版社，2005）

【组成】

金钱草 15g　土茯苓 20g　川牛膝 10g　生苡仁 12g　苍术 10g　知母 10g　黄柏 10g　甘草 5g

【功效】

清热利湿，活血通络，化痰行滞。

【验案】

秦某，男，49 岁，供销科干部。1996 年 9 月 8 日初诊，左侧跖趾关节疼痛 3 天，自述以前曾有此类症状出现，均诊为"丹毒"，给予抗生素及消炎痛治疗，治后症状缓解。前几天因饮用啤酒后发作，刻下见患部关节红肿疼痛、漫肿、皮肤呈桃红色，按之痛剧，未摸到"块瘰"，脉来细数，舌质淡红，苔薄黄。血尿酸：784μmol/L，抗"O" < 500U，血沉 20mm/h，类风湿因子阴性，尿 pH5。

诊断：痛风。

辨证：湿热蕴结型。

方药："痛风止痛汤"加减。药用：金钱草 15g，土茯苓 20g，川牛膝 10g，生苡仁 12g，苍术 10g，知母 10g，黄柏 10g，甘草 5g。先服 5 剂，每日 1 剂，水煎服。局部用益黄膏外敷，每日换 1 次。

复诊：5 天后患处红肿已消，关节屈伸自如，皮肤出现皱褶，继服前方 5 剂，半月后复查血尿酸为 142μmol/L，后来追访未复发。

（罗和古等主编. 外科医案（上册）. 北京：中国医药科技出版社，2005：542）

【按语】

该患者因饮用啤酒后，血尿酸增高而使"老病复发"。啤酒含有较多的核酸嘌呤，核酸在体内也可分解嘌呤，而嘌呤代谢的最终产物是尿酸，饮进大量啤酒后就会使体内的尿酸急剧增加而使痛风发作。同时，尿酸浓度的增加会促使尿酸排泄发生障碍，从而引起尿酸在人体内潴留，特别是在关节处沉淀，使关节处疼痛加重。

（九）黄绥尔治疗痛风验方

【方源】

《中医辨治经验集萃——当代太湖地区医林聚英》（江一平等主编. 北京：人民卫生出版社，1996）

【组成】

黄芪 30g　当归 12g　甘草 6g　丹参 30g　赤芍 12g　石膏 30g　知母 10g　制木瓜 9g　炒牛膝 15g　生薏仁 30g　炒陈皮 9g　独活 9g

【功效】

清热益气，祛风通络。

【验案】

金某，男，58岁。1989年1月6日初诊。右踝肿痛反复发作3年，发作期疼痛难忍，夜间尤甚，步履艰难。测血尿酸675.345μmol/L。右踝关节肿胀，舌质淡而偏紫，苔白，脉细弦，右踝部扪之有热感。既往有慢性肝病、冠心病史。西医诊断为痛风型关节炎。曾以秋水仙碱、别嘌呤醇治疗，因药物反应大而停服。由于患者病程较长，病久正虚，故按痛痹（虚中夹实）论治，方用益气、清热、祛风、通络之剂，并结合中药煎汤浸洗外用。内服方：黄芪30g，当归12g，甘草6g，丹参30g，赤芍12g，石膏30g，知母10g，制木瓜9g，炒牛膝15g，生薏仁30g，炒陈皮9g，独活9g；外用方：制川乌、制草乌、木瓜、红花各30g，加水2500毫升煎成2000毫升，浸洗患处。内服外洗1周后，右踝关节肿痛显减。继用上法加减，佐入枸杞子、鸡血藤、川桂枝、制豨莶草等，续服四旬。并结合外洗，症状基本消失。复查血尿酸463.075μmol/L。迄已半年，未见反复。

（江一平等主编．中医辨治经验集萃——当代太湖地区医林聚英．北京：人民卫生出版社，1996：43—44）

【按语】

本案治疗为内外合治法。即内服以益气、清热、祛风、通络之剂为主，并结合中药煎汤浸洗外用。黄芪、当归、甘草、丹参、赤芍、炒牛膝、制木瓜具有益气养血、祛风通络之功；石膏、知母清热泻火；生薏仁、炒陈皮、独活化湿通络，立意扶正祛邪。外洗方用制川乌、制草乌、木瓜、红花等药煎汤浸洗患处，以辛热活血之品，促进局部血液循环，瘀血得化，经络疏通，肿消痛减。

（十）杨集群治疗痛风验方

【方源】

《中医辨证治疗原发性痛风 51 例》（杨集群．吉林中医药，2007，27（9）：29—30）

【组成】

苍术 10g　黄柏 10g　怀牛膝 15g　薏苡仁 30g　土茯苓 30g　忍冬藤 30g　萆薢 15g　豨莶草 30g　虎杖 10g　白术 20g　木瓜 15g　防风 15g　知母 10g　威灵仙 10g　牡丹皮 15g　生石膏 20g　甘草 5g

【功效】

清热利湿，祛风通络。

【验案】

张某，男，52 岁，2005 年 9 月 3 日初诊。主诉：两个月前突发左脚大趾关节疼痛，局部红、肿、热，今天加剧，行走痛甚，头痛，微发热恶寒。查：左跖趾关节肿胀，色黯红紫，灼热，压痛明显，关节活动受限，舌红，苔薄黄腻，脉滑数。有慢性胆囊炎病史。化验血尿酸 615μmol/L，血常规：WBC10.8×10^9/L。治法：清热利湿，祛风通络。处方：苍术 10g，黄柏 10g，怀牛膝 15g，薏苡仁 30g，土茯苓 30g，忍冬藤 30g，萆薢 15g，豨莶草 30g，虎杖 10g，白术 20g，木瓜 15g，防风 15g，知母 10g，威灵仙 10g，牡丹皮 15g，生石膏 20g，甘草 5g。3 剂，水煎服。

复诊：2005 年 9 月 9 日。关节红、肿、热、痛大减，已无恶寒发热，腻苔渐化。处方：苍术 10g，黄柏 10g，怀牛膝 15g，薏苡仁 30g，土茯苓 30g，忍冬藤 30g，萆薢 15g，豨莶草 30g，虎杖 10g，白术 20g，木瓜 15g，青风藤 20g，秦艽 10g，牡丹皮 10g，甘草 5g。8 剂，水煎服。药后，左大趾关节红、热、痛基本消失，关节微肿胀。更改处方如下：苍术 10g，黄柏 10g，怀牛膝 15g，薏苡仁 30g，土茯苓 30g，忍冬藤 30g，萆薢 15g，豨莶草 30g，虎杖 10g，白术 20g，木瓜 15g。10 剂后左大趾关节红、热、痛消失，关节无肿胀。复查血尿酸 381μmol/L，WBC 7.5×10⁹/L。追踪观察 10 个月未复发。

（杨集群．中医辨证治疗原发性痛风 51 例．吉林中医药，2007，27（9）：29—30）

【按语】

痛风在中医学中归属于痹证的范畴，痛风发作时，关节红、肿、热、痛十分典型，苔白或黄腻，脉弦滑或数而有力，主要表现为湿热内蕴。治法为清热利湿，祛风通络。后期久痹入络，瘀血凝滞，络脉阻塞，关节肥厚、畸形、僵硬，活动渐受限制，治疗除了利湿通络外，还必须佐以活血祛瘀，方能奏效。

（十一）四妙勇安汤

【方源】

清·鲍相璈《验方新编》

【组成】

金银花 20g　玄参 15g　苍术 15g　黄柏 15g　当归 10g
赤芍 10g　川牛膝 10g　桃仁 10g　红花 10g　土鳖虫 10g　乳

香 10g 没药 10g 甘草 10g

【功效】

清热利湿，通络止痛。

【验案】

齐某，男，80岁。2000年5月6日就诊。患者素体肥胖，喜食甘腻，近1个月来，左足第一趾跖关节疼痛，局部肿、色黯，曾诊为脱疽，经抗炎、活血、止痛等治疗，效不显。2天前肿痛忽然加重，呈固定性疼痛，痛不可触，如汤泼火烧一般，食纳尚可，小便黄，稍恶风寒，舌红，苔黄腻，脉弦。查血尿酸 430μmol/L。中医辨证属湿热型痹证。治疗：清热利湿，通络止痛。药用金银花 20g，玄参、苍术、黄柏各 15g，当归、赤芍、川牛膝、桃仁、红花、土鳖虫、乳香、没药、甘草各 10g，每剂水煎 2 次，取汁 400ml，分 3 次服，局部外敷清热消肿的金黄膏。2 剂后症状缓解，再进 7 剂痊愈。

（袁全兴．辨证治疗痛风病 30 例．陕西中医，2003，24（10）：898—899）

【按语】

四妙勇安汤（金银花、玄参、当归、甘草）具有清热解毒、活血止痛的功效。治疗热毒火盛所致脱疽，症见肢体红肿热痛。痛风病虽属痹证，但与风、寒、湿痹有所不同，为痹证中的"急"症，患者起病急骤，常于 24 小时之内肢体疼痛，达到红肿热痛的高峰。发病机理多为湿热、寒湿及痰瘀互结致痹。故用本方清热利湿、驱邪外出、活血化瘀、通络止痛，取得显著疗效。

（十二）徐志奎治疗痛风验方

【方源】

《淡渗利湿法治疗痛风性关节炎103例》（徐志奎．实用中医药杂志，2005，21（3）：142）

【组成】

茯苓20g　土茯苓20g　萆薢20g　车前子15g（包煎）薏苡仁40g　黄柏10g　丹皮10g　泽泻10g　猪苓10g　独活10g　益母草10g　陈皮10g　淡竹叶5g

【功效】

淡渗利湿，清热化瘀。

【验案】

李某，男，67岁，2000年9月4日初诊。痛风性关节炎四年余，曾多次住院治疗，口服别嘌呤醇片、秋水仙碱片，并配合静滴地塞米松注射液治疗可缓解，但经常复发，近1年来已不敢食肉，本次因劳累并饮酒而发病。症见两足大拇趾内侧红肿疼痛并双踝关节肿胀疼痛，以右足为甚，患部有灼热感，拒触按，行走困难，血尿酸560μmol/L，双耳郭上均有痛风结节，舌质稍红，苔略黄腻，脉细弱。诊断为痛风性关节炎。证属湿热蕴结。法当淡渗利湿，清热化瘀。药用茯苓、土茯苓、萆薢各20g，车前子15g（包煎），薏苡仁40g，黄柏、丹皮、泽泻、猪苓、独活、益母草、陈皮各10g，淡竹叶5g。每日1剂，水煎，分3次口服。次日红肿热痛症状明显好转，前方续服3剂后症状消失，血尿酸降至正常，可自由行走，再服3剂以巩固疗效，随访3年未发。

（徐志奎．淡渗利湿法治疗痛风性关节炎 103 例．实用中医药杂志，2005，21（3）：142）

【按语】

本病多属实热证，多以湿热为患。治当淡渗利湿兼清热凉血，使二便通利，小便量增多，从而能较快的解除红肿疼痛的症状并降低血尿酸，且短时间内不易复发。治疗中应注意患者即使有舌质淡、苔腻及脉沉等类似寒证表现，也应慎用温经散寒药物，以免加重病情。

（十三）黄伯灵治疗痛风验方

【方源】

《黄伯灵教授治疗急性痛风性关节炎的经验》（周建宏．国医论坛，2005，20（4）：10）

【组成】

土茯苓 15g 车前子 10g（包） 生薏苡仁 30g 豨莶草 10g 川牛膝 10g 赤芍 15g 知母 10g 玄参 15g 当归 15g 制乳香 10g 秦皮 10g 秦艽 10g 威灵仙 15g 山慈菇 12g 生甘草 10g

【功效】

清热利湿，祛风通络，消肿止痛。

【验案】

芮某，男，45 岁，工人，2003 年 12 月 11 日初诊。患者 10 日晚右足第 1 跖趾关节剧烈疼痛而惊醒，稍活动或轻触患处，即疼痛难忍，至次日清晨疼痛稍有缓解，伴发热、口干，头痛，心烦，小便色黄，舌红，苔黄腻，脉滑数。查体：一般情况尚可，体温 38.3℃，病灶局部红肿，肤温较高，压痛明显，行走不便。实验室检查：血尿酸 532μmol/L，血沉 43mm/h，白细胞计数 $11.1×10^9$/L。X 线片示：右足正斜位片未见明显异常。诊断为急性痛风性关节炎。证属湿热蕴结，痹阻关节。治宜清热利湿，祛风通络，消肿止痛。处方：土茯苓 15g，车前子 10g（包），生薏苡仁 30g，豨莶草 10g，川牛膝 10g，赤芍 15g，知母 10g，玄参 15g，当归 15g，制乳香 10g，秦皮 10g，秦艽 10g，威灵仙 15g，山慈菇 12g，生甘草 10g。5 剂，每日 1 剂，水煎服。局部施以围针治疗，每天 1 次。药后右足红肿热痛明显好转，原方去知母，续进 5 剂，临床症状消失。12 月 27 日复查血尿酸、血沉、血象恢复到正常范围。

（周建宏．黄伯灵教授治疗急性痛风性关节炎的经验．国医论坛，2005，20（4）：10）

【按语】

根据发病特点，自拟清热利湿，祛风通络，消肿止痛的汤剂治疗每获良效。方中以车前子、豨莶草、威灵仙、土茯苓利湿解毒消肿，赤芍、知母、玄参、当归清热凉血化瘀，制乳香、秦皮、秦艽祛风通络止痛。值得一提的是黄教授尤善用山慈菇、秦皮、秦艽等，屡获良效。现代药理研究表明山慈菇鳞茎中含秋水仙碱，对治疗急性痛风性关节炎有特效；秦皮中含有秦皮甙、秦皮甲素、秦皮乙素，均有利尿促进尿酸排泄及抗炎的作用；秦艽口服也有利尿、促尿酸排泄、减少代谢产物沉积的作用，其所含的秦艽碱甲具有抗炎镇痛作用。配合局部围针针刺并摇大针孔可泻火解毒，通络止痛，符合中医以痛为俞的原则。如此针药并用，故起效更快。

（十四）木防己汤

【方源】

清·吴鞠通《温病条辨》

【组成】

木防己 30g　石膏 30g　滑石 20g　薏苡仁 20g　海桐皮 20g　桂枝 10g　杏仁 10g　通草 10g　姜黄 15g

【功效】

清热利湿，通络止痛。

【验案】

吴某，男，61 岁，2001 年 10 月 25 日初诊。

主诉：双膝下关节红肿疼痛半月。

病史：患者于半月前突感双膝以下关节红肿疼痛，活动有所受限，曾在某医院门诊部以风湿性关节炎治疗无好转。且逐渐加重。有吸烟酗酒史。

检查：肥胖体型，心肺（-），腹软，肝脾未扪及，肾区无叩击痛。双侧踝关节、右脚第一跖趾关节红肿、灼热、活动受限，口渴欲饮，舌质淡红，苔黄厚腻，脉弦滑。血常规：WBC11.5×10⁹/L，中性粒细胞 0.82，淋巴细胞 0.18。尿常规：蛋白（-），RBC1~3/HP。双踝关节、脚掌趾关节 X 片示：未见骨质破坏。血尿酸 663μmol/L。

西医诊断：急性痛风性关节炎。

中医诊断：痹证。辨证：湿热痹阻经络。

治则：清热利湿，通络止痛。

方药：木防己汤加减：木防己、石膏各 30g，滑石、薏苡仁、海桐皮各 20g，桂枝、杏仁、通草各 10g，姜黄 15g。水煎服，每日 1 剂，分 3 次服，7 剂。

　　二诊：1 周后自述疼痛减轻，功能有所恢复，继以原方加炙甘草 15g，7 剂。

　　三诊：2 周后症状完全消退，血常规（－），血尿酸 395μmol/L。至此病情完全得以控制，嘱其戒酒，限制高嘌呤饮食，减轻体重。

　　（高成芬，刘咏梅．加减木防己汤治疗急性痛风性关节炎 55 例．四川中医，2003，21（2）：42—43）

【按语】

　　加减木防己汤系清代医家吴鞠通的名方，乃治痹之祖方，出自《温病条辨·中焦篇》，原方用于治疗湿热痹。从药物组成来看是以辛温辛凉复法论治，具有清热利湿、通络止痛之功。随证加减治疗痛风的急性发作期是根据其生理病理特点，方中木防己利水退肿、祛风止痛，桂枝温通经脉、发汗解肌，石膏清热泻火、除烦止渴，杏仁苦泄降气，薏苡仁利水渗湿、通利关节、缓和拘挛，通草清热利水。临证中辨证加减，使湿浊之邪从内出外，使已失去正常功能的肢体、关节渐渐恢复功能。

（十五）赵永萍治疗痛风验方

【方源】

　　《清热宣痹汤治疗痛风性关节炎 32 例》（赵永萍．天津中医，2001，18（5）：45—46）

【组成】

知母 12g　苍术 15g　白花蛇舌草 30g　防己 12g　络石藤 12g　虎杖 16g　土茯苓 25g　木瓜 15g　生甘草 5g

【功效】

清热利湿，散瘀通络。

【验案】

林某，男，42岁，1999年10月初诊。近因装修房屋感疲劳，昨晚因饮啤酒及吃螃蟹，致右踝关节及四趾关节红肿热痛，不可行走，痛不可触，伴发热畏冷，口干且苦，小便黄赤，烦躁，舌苔黄腻厚，脉滑数。实验室检查：血尿酸 591μmol/L，白细胞 9.2×10^9/L。证属湿热内壅，瘀阻经络。治宜清热利湿，散瘀通络。自拟清热宣痹汤加减治疗：知母 12g，苍术 15g，石膏 18g，防己 12g，络石藤 12g，虎杖 16g，土茯苓 25g，延胡索 18g，牛膝 15g，忍冬藤 20g，生甘草 5g，5剂。每日1剂，分2次服，第3煎外洗。复诊：关节疼痛明显好转，并可行走，舌苔黄腻渐退。继服原方5剂后，关节红肿基本消失，活动自如。复查血尿酸 428μmol/L，白细胞 5.1×10^9/L。再服5剂，以巩固疗效，并嘱戒酒，忌食海鲜及食高嘌呤食物。随访半年未发。

（赵永萍．清热宣痹汤治疗痛风性关节炎32例．天津中医，2001，18（5）：45—46）

【按语】

清热宣痹汤清热利湿，化瘀通络，该方中知母、白花蛇舌草清热解毒，苍术、土茯苓清利湿热，虎杖、络石藤、木瓜、防己通络宣痹，清利泻浊，使邪有去路。诸药合用，共奏清热利湿、通络宣痹之功效。痛风性关节炎患者在缓解期，若恣食肥甘咸酸，尤其海鲜合啤酒，容易引发旧恙。因此，在治疗痛风性关节炎的同时，要注意平常的饮食习惯，才能有救地防止病情复发。

（十六）三藤二苓汤

【方源】

《三藤二苓汤治疗痛风性关节炎36例》（王其然．中国临床医药研究杂志，2004，（130）：13869—13870）

【组成】

忍冬藤20g　鸡血藤15g　海风藤10g　猪苓15g　茯苓15g　川萆薢15g　蒲公英15g　伸筋草15g　全蝎4g　紫草10g　生薏仁20g　桑枝10g　秦艽10g　防风10g

【功效】

祛风湿，清湿热，止痹痛。

【验案】

患者，男，52岁，商人，2002年3月12日初诊。患者形体较胖，自诉因平时应酬较多，故酒肉类食物较多食用，二年前突发右足疼痛，行走不利，曾在当地卫生院经输液抗炎等治疗，半月后逐渐好转，二年来已复发5次。检查：在第一跖趾关节灼热，肿胀，压痛明显，呈黯红色。舌质红，苔腻微黄，脉弦滑。血检：白细胞计数10.2×10^9/L，中性粒细胞0.72，血尿酸644μmol/L。X线摄片示右足第一跖趾关节未见明显异常。诊断为痛风性关节炎，治以三藤二苓汤10剂，10天后复查，患病部位红肿疼痛均已消失，血尿酸降至382μmol/L。随访半年来未见复发。

（王其然．三藤二苓汤治疗痛风性关节炎36例．中国临床医药研究杂志，2004，（130）：13869—13870）

【按语】

本病多发于下肢，湿热蕴阻日久，阻于关节处而使局部关节红肿热痛。三藤二苓汤中忍冬藤清热解毒，疏风通络，合海风藤、鸡血藤祛风行血，疏经活络，三药合用，力峻效宏；猪苓、茯苓、川草薢、生薏仁四药利湿去浊；《玉楸药解》谓全蝎能"穿筋透骨、逐湿除风"，秦艽的药理实验有明显的解热、镇痛、抗炎作用，能促进关节肿胀的消退。全方合用，共奏祛风湿、清湿热、止痹痛之功。

（十七）董明心治疗痛风验方

【方源】

《痛风汤治疗急性痛风性关节炎45例》（董明心．中国民间疗法，2006，14（11）：32—33）

【组成】

知母12g　黄柏12g　薏苡仁30g　乳香10g　没药10g
桃仁10g　红花10g　土鳖虫12g　川牛膝10g　汉防己15g
土茯苓60g　粉草薢30g　威灵仙45g　清风藤30g　车前子
15g　泽兰15g　泽泻15g

【功效】

泄浊化瘀，清热利湿。

【验案】

患者，男，47 岁。右足第一跖趾关节红肿疼痛 8 小时。发病前一晚饮啤酒 2 瓶，次晨 2 时许右足第一跖趾关节猝然红肿疼痛，逐渐痛剧如虫咬，以致右前足不能触地，行走困难。今日来我院门诊就诊。查体：右足第一跖趾关节中心红肿、压痛、皮温高，足背稍肿。口干心烦，尿色黄赤，舌质红，苔黄略腻，脉弦滑。查血尿酸 520μmol/L，血沉 44mm/h，白细胞计数 10.8×10^9/L，中性粒细胞 0.74，淋巴细胞 0.22。西医诊断为"急性痛风性关节炎"，中医诊断为"痹证"，发病由饮食不节，脏腑功能失调，升清降浊无权。痰湿阻滞于血脉，难以泄化，与血相结而为浊瘀，流注络脉所致，治宜行泄浊化瘀、清热利湿之法，予：知母 12g，黄柏 12g，薏苡仁 30g，乳香 10g，没药 10g，桃仁 10g，红花 10g，土鳖虫 12g，川牛膝 10g，汉防己 15g，土茯苓 60g，粉草薢 30g，威灵仙 45g，清风藤 30g，车前子 15g，泽兰 15g，泽泻 15g。5 剂。服药期间忌烟酒及动物内脏、海鲜、豆类、高蛋白等高嘌呤食物。5 天后复诊，关节红肿疼痛已消，行动自如，继续服 5 剂巩固疗效。10 天后复查血尿酸、血沉均已正常。

（董明心．痛风汤治疗急性痛风性关节炎 45 例．中国民间疗法，2006，14（11）：32—33）

【按语】

方中土茯苓、知母、黄柏清热解毒；粉草薢、薏苡仁、威灵仙、清风藤、泽泻、车前子泄降湿浊；乳香、没药、桃仁、红花、土鳖虫、川牛膝、泽兰化瘀通络；汉防己祛风湿止痛。以土茯苓、粉草薢、威灵仙 3 味为主药，三药合用，有显著的排尿酸作用。其中威灵仙辛散宣导，走而不守，对改善关节功能确有特殊疗效；土茯苓能健脾胃、祛风湿、强筋骨、利关节，善治拘挛骨痛、恶疮痈肿。两药用量宜偏大，一般用至30～60g，少则无效。诸药相伍，共奏泄化浊瘀、清热利湿之功，从而迅速改善症状，消除局部炎症，促进尿酸排泄。此外，坚持低嘌呤饮食，有利于控制尿酸生成，防止痛风复发。

（十八）吕艳萍治疗痛风验方三

【方源】

《痛风治验三则》（吕艳萍．中国中医急症，2002，11（3）：185）

【组成】

桂枝 10g 细辛 5g 川牛膝 15g 独活 10g 川芎 12g 萆薢 30g 车前子 15g 汉防己 15g 金钱草 30g 海金沙 10g 鸡内金 15g 王不留行 30g

【功效】

清热化瘀祛湿。

【验案】

王某，男，45岁，因右足趾关节肿痛3周，于2000年5月就诊。查血沉 70mm/h，抗 O＞500U，类风湿因子阴性，血尿酸 510μmol/L。治拟清热化瘀祛湿。药用黄柏 10g，生地 15g，银花藤 30g，汉防己 15g，萆薢 30g，川牛膝 15g，丹皮 15g，车前子 15g，白花蛇舌草 12g，赤芍 10g，茯苓 15g，川芎 15g。服药 15 剂后红肿疼痛消失。2001 年 3 月又见左踝、右手桡关节肿大疼痛，局部无发热、发红，得热反而痛减，同时伴形寒肢冷，面色黯淡，倦怠乏力，口淡不渴，腰腹疼痛，舌淡，苔薄腻，脉沉细。查 B 超有肾囊肿、肾结石。调整前方，加化石排石之品：桂枝 10g，细辛 5g，川牛膝 15g，独活 10g，川芎 12g，萆薢 30g，车前子 15g，汉防己 15g，金钱草 30g，海金沙 10g，鸡内金 15g，王不留行 30g。服药 20 剂，症状消失，查血尿酸已在正常范围。

（吕艳萍．痛风治验三则．中国中医急症，2002，11（3）：185）

【按语】

患者痛风兼有肾功能损害（肾囊肿、肾结石），属于发病后期。故组方中有清热化瘀、祛湿排石等药物组成。取桂枝、细辛、川牛膝、独活、川芎、萆薢、车前子、汉防己等药清热化瘀；而"三金"（金钱草、鸡内金、海金沙）、萆薢、王不留行具有较强的祛湿排石功能。故本案在调整前方时，加强化石排石之品。

（十九）宣痹汤

【方源】

《宣痹汤治疗痛风 14 例小结》（崔向军，等．湖北中医杂志，1995，17（1）：38—39）

【组成】

防己 12g　杏仁 10g　连翘 12g　滑石 15g　苡仁 20g　法半夏 10g　蚕砂 10g　赤小豆皮 15g　栀子 10g　忍冬藤 15g

【功效】

清化湿热。

【验案】

郑某，男，20岁，1993年5月17日就诊。剧烈运动后，右手拇指及左足第一跖关节红肿热痛7天。晚间症状加重，舌红，苔黄腻，脉濡数。体检：体温37.2℃，呼吸21次/分，脉搏80次/分，血压16/10.7kPa（1kPa＝7.5mmHg），右拇趾及左第一跖关节处红肿，发热，触痛明显，活动受限。实验室检查：血尿酸624.2μmol/L，抗"O"＜500U，RF阴性。X片：左第一跖骨见圆形穿凿样透亮缺损，为痛风样改变。临床诊断为痛风，湿热浸淫关节的痹证，以清化湿热法治疗。基本方：防己12g，杏仁10g，连翘12g，滑石15g，苡仁20g，法半夏10g，蚕砂10g，赤小豆皮15g，栀子10g，忍冬藤15g，加丹参、丹皮、赤芍、制乳没。服药第三天关节红肿热痛明显减轻，第七天临床症状基本消失，复查血尿酸318.7μmol/L，遂以化湿和胃法善其后。

（崔向军，王萍.宣痹汤治疗痛风14例小结.湖北中医杂志，1995，17（1）：38—39）

【按语】

宣痹汤是《温病条辨》中的名方，由防己、杏仁、滑石、连翘、山栀、薏苡仁、半夏、晚蚕砂、赤小豆皮（痛甚，加片姜黄、海桐皮）组成；功用是清化湿热、宣痹通络，主治湿热痹证。痛风与湿热痹证除关节红肿热痛外，均有舌、红苔黄腻、脉濡数等湿热之邪郁阻骨节经络之征。表明痛风与湿热郁阻关节痹证的病机证候相似，故治疗采用宣痹汤可获得满意效果。

（二十） 祛风止痛汤

【方源】

《中医辨证治疗急性痛风性关节炎 72 例》（郑志永，等.
吉林中医药，2003，23（3）：21）

【组成】

苍术 10g　秦皮 10g　蚕砂 15g　黄柏 10g　牛膝 10g　萆
薢 20g　车前子 30g　徐长卿 15g　连翘 10g　当归 15g

【功效】

清热燥湿，化瘀通经。

【验案】

张某，男，53 岁，第一跖趾关节肿痛反复发作 1 年。3 天
前因食肥甘厚味、饮酒出现第一跖趾关节红肿疼痛，伴身热口
渴。自服布洛芬后症状不减轻，于 1998 年 11 月 19 日就诊。
查：体温 37.5℃，右第一跖趾关节红肿，皮温高，疼痛拒按，
活动受限，舌苔黄腻，脉弦数。实验室检查：血尿酸
870μmol/L，血沉 43mm/h，WBC10.8 × 10^9/L。X 线示：关节
骨质无明显变化，软组织肿胀。诊断：痛风性关节炎急性发作
期，辨为湿热下注型，给予祛风止痛汤加竹茹 15g，半夏 10g，
川贝母 15g，每日 1 剂。3 天后，症状减轻，7 天后症状基本
消失，关节活动自如，血尿酸 380μmol/L，血沉 16mm/h，
WBC8.2 × 10^9/L。继服上方 1 周巩固疗效，嘱其改善饮食习
惯，勿食高嘌呤食物，禁酒。随访 1 年未复发。

（郑志永，齐雨.中医辨证治疗急性痛风性关节炎 72 例.
吉林中医药，2003，23（3）：21）

下篇　百家验方

【按语】

方中以三妙丸为君，清热燥湿，并将利湿行水之车前子、萆薢，祛湿通络之蚕砂、徐长卿，解毒除湿的连翘、秦皮，养血祛瘀之当归熔于一炉，共奏清热利湿、化瘀通经之效。偏痰湿加半夏、竹茹、川贝母化痰除湿，偏瘀加丹参、川芎、鸡血藤活血通络，偏寒减黄柏、连翘加制川乌、制草乌温补真火除痹痛。诸药合用，切合病机，辨证施治，疗效满意。

（二十一）湿热痹痛汤

【方源】

《湿热痹痛汤治疗痛风性关节炎27例》（张光翔．实用中医内科杂志，2003，17（3）：198—199）

【组成】

苍术15g　黄柏15g　连翘10g　知母10g　忍冬藤30g
生石膏30g　炒栀子10g　薏苡仁30g　防己15g　蚕砂15g
赤小豆30g　萆薢15g　海桐皮20g　牛膝15g

【功效】

清热化湿，通络止痛。

【验案】

雷某，男，69岁。因反复右足拇指关节肿痛一年余。再发加重半天就诊。患者1年前不明原因突发右足拇指红肿疼痛，不能触摸，经检查诊断为痛风，服用秋水仙碱后症状可消失，但此后经常复发。数日前过食辛热，至昨日夜间足趾肿痛再次发作，服秋水仙碱、消炎痛痛不止，随之发现双膝关节亦出现红肿疼痛，天亮后由家人背送就诊。症见右足拇指及双膝关节红肿，局部灼热，不能触摸，双下肢屈伸不能，活动不得，伴发热，头痛，口干口苦，欲冷饮，口气热臭，心烦易怒，食欲不振，尿短赤，大便干，解之不畅，舌红，苔黄厚腻，脉弦紧。体温：38.2℃。血压：170/100mmHg。化验白细胞总数 $11.21 \times 10^9/L$，血尿酸 1492μmol/L。诊断为湿热型痹证。治宜清热化湿，通络止痛。湿热痹痛汤加减：苍术 15g，黄柏 15g，连翘 10g，知母 10g，忍冬藤 30g，生石膏 30g，炒栀子 10g，薏苡仁 30g，防己 15g，蚕砂 15g，赤小豆 30g，萆薢 15g，海桐皮 20g，牛膝 15g。每日 1 剂，分 3 次服。3 剂后热痛减，守方加减，共服 26 剂，诸症消失，体温血压及化验均正常。嘱合理膳食，随访 1 年未复发。

（张光翔. 湿热痹痛汤治疗痛风性关节炎 27 例. 实用中医内科杂志，2003，17（3）：198—199）

【按语】

痛风典型发作者起病急骤，半夜起病者居多，数小时内症状可发展至高峰；关节及周围组织出现明显的红肿热痛，甚者疼痛剧烈，不能忍受被褥的覆盖，实验室检查见血尿酸明显高于正常。此病属于中医痹证范畴，临床上以湿热者多见，极少见到寒湿证，故在治疗上应以化湿清热为主，辅以通络止痛。湿热痹痛汤中苍术、黄柏、防己、薏苡仁、萆薢、赤小豆均有化湿清热之效；蚕砂、海桐皮、忍冬藤，清热化湿又能通络止痛；牛膝活血化瘀，强筋蠲痹，又能导湿热下行，全方共奏化湿清热、通络消肿止痛之功。值得注意的是，在用药或症状消失之后，仍须注意饮食起居的调理，如避免过度疲劳、受寒、饮酒、关节损伤等，饮食宜清淡，避免进高嘌呤饮食，如动物内脏、骨髓、海味、鱼虾、豌豆、菠菜等，可预防痛风的发作。

（二十二）痛风清解汤

【方源】

《湿热痹痛汤治疗痛风性关节炎27例》（张光翔.实用中医内科杂志，2003，17（3）：198—199）

【组成】

金银花30g　蒲公英30g　土茯苓30g　大黄6g　忍冬藤30g　丹皮12g　赤芍12g　白芍30g　萆薢15g　山慈菇12g　生甘草10g　细辛10g　黄柏10g　苍术12g　薏苡仁20g　川牛膝12g　生石膏30g

【功效】

清热利湿解毒。

【验案】

王某，男，48岁，干部，2001年11月12日来诊。诉平时喜食海鲜、肉类，饮酒较多。患者昨夜因右足第一跖趾关节剧烈疼痛而惊醒，清晨疼痛未见明显缓解，伴发热，口干，心烦，溲黄。舌红，苔黄腻，脉滑数。查体：一般情况尚可。体温38.1℃，关节局部红肿，皮温较高，压痛明显，行走活动不便。实验室检查：血尿酸536μmol/L，血沉36mm/h，白细胞计数10.2×10^9/L。右足拍片未见明显异常。诊断为急性痛风性关节炎。证属湿热蕴毒，痹阻关节。治以清热利湿解毒，处方：金银花30g，蒲公英30g，土茯苓30g，大黄6g，忍冬藤 30g，丹皮 12g，赤芍 12g，白芍 30g，萆薢 15g，山慈菇 12g，生甘草 10g，细辛 10g，黄柏 10g，苍术 12g，薏苡仁 20g，川牛膝 12g，生石膏 30g。6 剂，水煎服，每日 1 剂。局部以药渣煎水熏洗、浸泡 20 分钟，每日 2 次。药后，右足红肿热痛明显好转。原方去生石膏 30g，续进内剂，诸症基本恢复正常。嘱其再服 3 剂巩固疗效。复查血尿酸、血沉、血象均正常，临床治愈。

（张光翔．湿热痹痛汤治疗痛风性关节炎 27 例．实用中医内科杂志，2003，17（3）：198—199）

【按语】

针对痛风湿热蕴毒、痹阻筋脉的病机，立法清热利湿解毒，组方痛风清解汤。方中：金银花、土茯苓清热解毒利湿通络为君。金银花味甘性寒，能清热解毒，清络中风火湿热，性偏宣散，清热解毒而不伤胃，芳香透达而不遏邪。土茯苓甘淡性平，解毒利湿，"利湿祛热，能入络，搜剔湿热之蕴毒"（《本草正义》）。忍冬藤清热解毒、祛风通络，与金银花同出一木，加强清热通络除痹之力。蒲公英性味苦寒，清热解毒、行气滞、散郁结，"其气甚平，既能泻火，又不损土，可以长久服而无碍"（《本草新编》）。二药共为金银花之臣。山慈菇，味苦性寒，功能清热消肿、化毒软坚；萆薢气味苦平无毒。其淡渗而利下祛湿，功能清热利湿、分清泌浊；大黄清热泻火排毒、凉血解毒止痛；四妙散以清利湿热。数味为土茯苓之臣药。白芍补血敛阴柔肝止痛；赤芍清热凉血，治热痹疼痛；丹皮清热凉血散瘀，善透血中内伏之热毒；细辛辛温性烈，温通阴阳、解痹止痛，又可制它药寒凉。此四味为佐药。使以生甘草补脾和中，又能解毒。总观全方既解毒，又排毒，诸清利湿热者又可绝毒生之源，故合于本病湿热蕴毒、痹阻筋脉之病机。

（二十三）泄浊除痹汤

【方源】

《泄浊除痹汤治疗痛风性关节炎 31 例小结》（蔚金建，等．甘肃中医，2005，18（7）：27—28）

【组成】

川萆薢 10g　汉防己 10g　车前草 10g　苏梗 10g　川黄柏 10g　赤芍 10g　知母 10g　生薏苡仁 30g　忍冬藤 30g　臭梧桐 30g　木通 6g

【功效】

燥湿化浊，祛风通络。

【验案】

蔡某，男，50 岁，干部，2002 年 5 月初诊。左踝关节及跖关节疼痛，反复发作 5 年，近年来发作周期缩短，昨日饮酒、吃海鲜后夜间 11 时许患部剧痛，痛醒后彻夜难眠，口服秋水仙碱后疼痛稍减，但因呕吐、腹泻剧烈而停药。刻诊：身热畏寒，左踝关节肿胀、肤热潮红、疼痛而不能触摸，关节活动障碍，跖趾关节轻度外翻，脘腹胀满，胃纳不馨，小便短赤，舌质红，苔薄腻，脉濡数。实验室检查：血尿酸 475μmol/L，血沉 25mm/h，类风湿因子阳性，白细胞计数 10.8×10^9/L。辨证为湿热内蕴、瘀浊互结。以泄浊除痹汤加泽兰、川牛膝、蒲公英，3 剂，并配合消定膏外敷患处，3 天后身热除，疼痛缓解，肿胀减半，皮肤红热退，小便清长，再以上方去忍冬藤、木通，加苍术，5剂，5天后腹胀满除，胃纳已平，血尿酸降至297μmol/L，血沉、白细胞计数均属正常范围，后以本方去黄柏、忍冬藤、木通，加络石藤、川牛膝，服3剂以巩固疗效，随访1年来未复发。

【按语】

《类证治裁·痛风》描述痛风"寒湿瘀痹阴分，久则化热攻痛"。《证治准绳·痛风》认为痛风是由"风湿客于肾经，血脉瘀滞"所致；《医学入门·痛风》认为痛风多因"血气虚劳不营养关节腠理"，同时描述了痛风后期"痛入骨髓，不移其处"的临床表现。以本人在临床所见，该病起病急骤，关节红肿热痛明显，若投以清热祛湿散风之剂可使诸症缓解，但常因血尿酸增高而复发。该病起病的关键病机在于血尿酸滞留，湿浊内壅酿热而发病，仅以清热祛风之剂治之火热易息，风邪易散，唯湿浊难尽，而致反复发病。要根治该病重在泄浊，亦即降低血尿酸。故方中萆薢、苏梗、汉防己、秦艽、川黄柏燥湿化浊，祛风通络；车前草、木通、生薏苡仁渗湿泄浊；赤芍、知母、忍冬藤、臭梧桐清热凉血，通络止痛。诸药共奏清热化湿，祛风泄浊之功。再配合局部敷以消定膏清热解毒，活血止痛，则热可祛，风可息，浊可泄，痹可愈。

（蔚金建，王临青，张思胜．泄浊除痹汤治疗痛风性关节炎31例小结．甘肃中医，2005，18（7）：27—28）

三、清热利湿，凉血散结类方

（一）痛风汤

【方源】

《盖国忠教授论治急性痛风关节炎经验》（赫伟彦．中国

中医急症，2004，13（9）：606—607）

【组成】

土茯苓 30g　山慈菇 10g　益智仁 10g　秦皮 15g　槐角 10g　鸡内金 20g　萆薢 25g　赤芍 15g　大黄 6g（后下）　延胡索 15g　生石膏 50g（先煎）　金钱草 30g

【功效】

利湿祛毒，清热凉血。

【验案】

李某，男性，48 岁，干部，因右足第 1 跖趾关节及双膝关节肿痛反复发作 3 年，加重 3 天，于 2002 年 4 月 6 日就诊。该患者平素嗜酒肥甘，形体偏胖，3 年前于夜间突发右足第 1 跖趾关节疼痛、肿胀，局部皮肤微红，疼痛昼轻夜重，于当地医院按风湿性关节炎治疗，症状好转。以后反复发作，渐及双膝关节，每发则红肿热痛，自服消炎痛、布洛芬等药物可缓解，未明确诊断及系统治疗。3 天前大量饮酒后再次发作，关节疼痛剧烈呈刀割样，难以忍受，为明确诊断及求中医治疗而来诊。症见右足第 1 跖趾关节红肿灼热疼痛，固定不移，行不任地，双膝关节皮色较红，轻度肿胀，活动受限，有僵硬感，面色稍红，口干而渴，腰痛，夜寐欠安，大便干，尿少色黄，舌质红，舌体胖，边有齿痕，苔黄腻，脉滑。否认肝炎、结核、糖尿病病史，无冠心病及高血压病。辅助检查：白细胞 9.1×10^9/L，尿潜血试验（＋＋）、红细胞 2 ~ 4，血沉 35mm/h，血尿酸 642.4μmol/L，抗 "O" 300U，类风湿因子（－）；X 线摄片符合痛风关节炎；B 超提示双肾泥砂样结石。中医诊断为痹证，辨属湿毒内伏血分。西医诊断为急性痛风关节炎，双侧肾结石。拟痛风汤加味治疗，药用土茯苓30g，山慈菇10g，益智仁10g，秦皮15g，槐角10g，鸡内金20g，萆薢25g，赤芍15g，大黄6g（后下），延胡索15g，生石膏50g（先煎），金钱草30g。水煎服，每日1剂，早晚分服，同时嘱患者卧床休息，戒酒，限制高嘌呤食物摄入，并多饮水。3剂后患者关节红肿热痛均明显减轻。守上方去生石膏，连服半月，患者关节疼痛消失，红肿完全消退。1月后复查血尿酸320.4μmol/L，血沉15mm/h，尿常规正常。随访1年未复发，血尿酸始终维持在正常范围。

（赫伟彦．盖国忠教授论治急性痛风关节炎经验．中国中医急症，2004，13（9）：606—607）

【按语】

该患者发病的病因病机从湿毒立论，重用除湿解毒之剂，合以清热凉血之品清泄血分之热，盖国忠教授自拟痛风汤治疗急性痛风性关节炎临床收效颇佳。痛风汤以土茯苓为君，取其解毒除湿、通利关节之功效，本品亦有明显降低血尿酸的作用；山慈菇有清热解毒、消痈散结之功；益智仁温脾开胃、补肾化气以复水津代谢；秦皮清热解毒凉血，本品含马栗树皮苷，而马栗树皮苷有镇痛、利尿及促进尿酸排泄的作用；槐角能清泄血分之热，"能除一切热、散一切结、清一切火也"（《本草求真》）。诸药合用，既可利其湿毒使邪有出路，而又不伤其正，充分体现了中医学整体观念和辨证论治的思想。

（二）清热定痛汤

【方源】

《宋贵杰教授治疗痛风性关节炎的经验》（徐克武．中医正骨，2006，18（7）：70）

【组成】

生石膏30g　知母30g　土茯苓20g　薏苡仁25g　猪苓15g　萆薢15g　威灵仙10g　黄柏10g　连翘12g　丹皮10g　山慈菇12g　泽泻10g　生地12g　赤芍12g

【功效】

清热利湿，通络止痛。

【验案】

刘某，男，47岁。2002年4月13日就诊。左第1跖趾关节红、肿、热、痛2天。2天前饮酒后出现上述症状。查局部发红、发热，触之痛剧，活动受限。伴口干纳呆，心烦，胸闷，小便黄，大便干结，舌暗红，苔黄厚腻，脉弦滑。实验室检查：血尿酸值746μmol/L，血沉33mm/h。西医诊断为急性痛风性关节炎。中医辨证为湿浊流注关节，瘀阻化热。治宜清热利湿，通络止痛。口服清热定痛汤，每天1剂，水煎分2次服。服药3天，疼痛明显减轻。经7天治疗，红、肿、热、痛全部消失，行走自如，余症明显减轻。标证之湿热瘀阻基本缓解，治当图本，改用自拟补肾定痛汤。经治1个月后，复查血尿酸383μmol/L，血沉173mm/h。随访两年余未见复发。

（徐克武．宋贵杰教授治疗痛风性关节炎的经验．中医正骨，2006，18（7）：70）

【按语】

"清热定痛汤"出自《杂症会心录》卷下，由生地、玄参、麦冬、知母、黄连、石膏、黄柏、黄芪、甘草，主治历节白虎痛风症。痛风急性期以清热定痛汤加减治疗，每获良效。方中生石膏、知母、黄柏、连翘、丹皮、生地等清热凉血；赤芍化瘀；薏苡仁、猪苓、草薢、威灵仙、泽泻、土茯苓等利湿解毒消肿；山慈菇含有秋水仙碱，治疗急性痛风性关节炎有特别的效果，每在用药的几小时内关节的红肿热痛自行消失，但不能防止复发。对一般疼痛、炎症及慢性痛风均无效，也不影响尿酸的排泄。

（三）茵陈五苓散

【方源】

汉·张仲景《伤寒论》

【组成】

云茯苓 20g　泽泻 20g　猪苓 10g　土茯苓 50g　桂枝 10g
防己 10g　绵茵陈 10g　杭芍 30g　牛膝 15g　川草薢 30g
滑石 15g　丹参 20g　白茅根 30g　黄芪 30g　甘草 10g

【功效】

利湿泄浊，清热解毒，消肿散结，通络止痛。

【验案】

王某，男，50岁，干部。1991年2月20日初诊。患者10年前突感两足第一跖趾关节疼痛，局部红肿发热，压痛明显，活动时疼痛加重，常于半夜或清晨时疼醒。初起时，半月后疼

下篇　百家验方

141

痛缓解，未再处理。半年后再度发作，症状如初。由于疼痛剧烈，活动受损，遂到医院检查，诊断为痛风。当时给以消炎痛等治疗，效果不佳，又服用秋水仙碱，虽能一时止痛，但因头晕恶心等不良反应较大，未能坚持治疗。近日症状日渐加重，欲求中医根治。刻诊：症见脚痛，以两脚第一跖趾处痛甚，且局部红肿发热，余无他症，舌红苔白，脉象沉弦。辨证属于湿浊凝聚，血液不清，痰浊凝结，化热阻络。治宜利湿泄浊，清热解毒，消肿散结，通络止痛。方用茵陈五苓散加减。处方：云茯苓20g，泽泻20g，猪苓10g，土茯苓50g，桂枝10g，防己10g，绵茵陈10g，杭芍30g，牛膝15g，川草薢30g，滑石15g，丹参20g，白茅根30g，黄芪30g，甘草10g。水煎服，5剂。

二诊：服上药后，局部红肿疼痛缓解，乍觉小腿发酸，足踝酸痛。原方去茵陈，加威灵仙15g、木瓜15g。再进5剂。

三诊：服上药后，局部疼痛基本消失，近日稍觉食纳欠佳，胃脘胀闷，便微溏，舌淡红，苔白，脉沉弦。上方将土茯苓用量减至30g，加薏仁20g、陈皮12g。再进5剂。1年后随访，自服上药后，疼痛消失，未再复发。

（张士卿．于己百教授治疗痛风病经验介绍．甘肃中医，1993，6（5）：8—9）

【按语】

痛风治疗应以"利湿泄浊，清热解毒，消肿散结，通络止痛"为原则，选取茵陈五苓散加减，方中重用土茯苓，缘其病因湿郁化热，浊聚成毒，非大剂解毒清热，不足以挫其势；重用二苓、泽泻、茵陈、草薢、茅根、滑石等，旨在清热利湿、使湿热痰浊之邪可从小便排出；防己利水消肿，兼能镇痛，用之加强诸药之利湿、止痛作用。痛风病病程较长，湿浊凝聚，病久入络，血行必然受阻，故还须加丹参、牛膝、杭芍等血分药养血活血，散瘀通络。至于桂枝一味，一则可促进膀胱气化，助于利尿，一则可温经通脉，以益于散血。本病湿浊凝聚，其根本原因在于脾虚失运，故治疗时常常加用黄芪健脾益气，促进运化。如此组合，诸药相伍，实系茵陈五苓散、防己茯苓汤和六一散诸方化裁。全方共奏利湿泄浊，清热解毒，消肿散结，通络止痛之功。

（四）清热利湿汤

【方源】

《周福贻教授治疗痛风性关节炎的经验》（夏建龙．江苏中医，2000，21（12）：9）

【组成】

粉萆薢 15g　忍冬藤 30g　防己 10g　金钱草 15g　威灵仙 20g　土茯苓 10g　泽泻 10g　黄柏 10g　丹皮 10g　连翘 10g　山慈菇 12g　生石膏 30g　赤芍 10g　生甘草 6g

【功效】

清热利湿，祛风通络，消肿止痛。

【验案】

韩某，男，45岁，工人。2000年2月15日初诊。患者昨晚因右足拇、跖趾关节剧烈疼痛而惊醒，稍活动或轻触患处即引发难以忍受的疼痛，清晨疼痛稍有缓解，伴发热、口干、头痛、心烦、溲黄。舌红，苔黄腻，脉滑数。查体：一般情况尚可，体温 38.8℃，局部红肿，肤温较高，压痛明显，行走活动不便。实验室检查：血尿酸 516μmol/L，血沉 57mm/h，白细胞计数 11.6×10^9/L。右足正斜位片未见明显异常。诊断为痛风（急性期），证属湿热蕴结，痹阻关节。治宜清热利湿，祛风通络，消肿止痛。处方：粉草薢 15g，忍冬藤 30g，防己 10g，金钱草 15g，威灵仙 20g，土茯苓 10g，泽泻 10g，黄柏 10g，丹皮 10g，连翘 10g，山慈菇 12g，生石膏 30g，赤芍 10g，生甘草 6g。5 剂，每日 1 剂。局部配以伤科消炎膏外敷。每 1~2 天更换 1 次。药后右足红肿热痛明显好转，原方去生石膏 30g，续进 7 剂，患者基本恢复正常。为巩固疗效，嘱其再服 7 剂。3 月 6 日复查血尿酸、血沉、血象均正常，其病已愈。

（夏建龙. 周福贻教授治疗痛风性关节炎的经验. 江苏中医，2000，21（12）：9）

【按语】

痛风是临床的常见病、多发病，其病因尚不明确，病理变化由尿酸盐类在组织中沉积所造成，主要病变发生在关节组织内尿酸钠沉着于关节软骨面，日久可形成痛风石。结合中医辨证辨病的特点，急性期以清热利湿汤加减治疗，每获良效。方中以草薢、威灵仙、泽泻、土茯苓等利湿解毒消肿，黄柏、连翘、丹皮、山慈菇等清热凉血化瘀，复加伤科消炎膏外敷，增强化瘀解毒之功。慢性期熟地、牛膝、党参、白术温补脾肾，标本兼治。现代药理学研究表明：山慈菇鳞茎中含秋水仙碱，对治疗痛风性关节炎有特效；金钱草有明显的利尿作用；威灵仙有促进尿酸盐的排泄等功效。

（五）周乃玉治疗痛风验方

【方源】

《周乃玉治疗痛风的经验》（王北．北京中医，2006，25（6）：339—340）

【组成】

酒大黄10g（后下）　芒硝10g　苍术10g　黄柏10g　紫花地丁15g　蒲公英15g　甘草10g　忍冬藤30g　虎杖20g　川草薢20g　白花蛇舌草30g　山慈菇15g　全蝎6g

【功效】

泄热解毒，利湿消肿，化瘀通络。

【验案】

患者，男，30岁，2004年4月12日初诊。病史：间断关节痛2年，加重2天。近2年间断发作足趾、踝关节红肿灼热疼痛，多次查血尿酸＞500μmol/L。诊为"痛风"。发作时每每服用秋水仙碱。2天前饮酒食肉，夜间突发右足第一跖趾关节红肿热痛，不可触，不能行走。发热，体温37.7℃，口苦，大便干。舌质红，苔黄厚，脉滑数。血尿酸489μmol/L。辨证：湿热蕴毒，瘀浊凝滞，闭阻关节。治法：泄热解毒，利湿消肿，化瘀通络。方药：酒大黄10g（后下），芒硝10g，苍术10g，黄柏10g，紫花地丁15g，蒲公英15g，甘草10g，忍冬藤30g，虎杖20g，川草薢20g，白花蛇舌草30g，山慈菇15g，全蝎6g。7剂，水煎服，每日1剂，日服2次。以大黄、芒硝清热泄浊，苍术、黄柏、忍冬藤、虎杖、草薢、紫花地丁、蒲公英等清热解毒、利湿消肿，以全蝎通络止痛。1周后复诊，足趾关节疼痛、肿胀明显减轻，体温正常，大便每日 2 次。舌质红，苔薄黄，脉弦。原方去芒硝，加秦皮 15g，路路通 10g。共服 14 剂，患者关节疼痛、肿胀消失。此后以利湿泄浊、化瘀通络法随症加减，治疗 3 个月，患者无关节炎发作，复查血尿酸 370μmol/L。随诊 2 年，病情稳定，始终未复发。

（王北．周乃玉治疗痛风的经验．北京中医，2006，25（6）：339—340）

【按语】

痛风宜分期用药，在急性期，湿、浊、瘀、热在血脉，表现为关节的红肿热痛，治疗以清热利湿解毒为主，一方面减轻湿热瘀毒对机体的损害，另一方面，开启前后二阴，促进毒邪的排出，使邪去正安。在慢性期，湿、浊、瘀、热在经络及骨节，表现为痛风石形成或关节变形，治疗以通络化瘀、祛湿泄浊为主。

（六）三妙汤

【方源】

明·虞抟《医学正传》

【组成】

苍术五钱　黄柏四钱　苡仁一两　牛膝四钱　木瓜四钱　青黛二钱　滑石五钱　知母三钱　鸡血藤一两　当归五钱　赤芍五钱　萆薢四钱

【功效】

清热燥湿。

【验案】

郑某，男，45岁，四川籍，1950年入西藏工作。初诊日期：1974年1月11日。患者1959年第一次发病，至今已达15年，开始仅在右足拇趾关节处红肿热痛，以后逐渐累及右足踝关节和左膝关节，且经常反复发作，发作时剧痛难忍，红肿如脱，全身汗如水洗。尤以足拇趾关节为甚，日轻夜重，甚至未触即痛增，连声音也有所恶，局部注射吗啡封闭，疼痛也不能缓解。1966年经西藏自治区医院检查：血尿酸：369.495μmol/L。诊为痛风病，但骨质无异常改变。经服秋水仙碱止痛效果显著，但头晕恶心等副作用反应也大。以后发病症状逐渐加重，发作时间逐渐增长，间隔时间逐渐缩短，仅1973年就发作了五次之多。1973年11月来到北京治疗，12月中旬再次急性发作，经西医查：血尿酸437.325μmol/L、血沉40mm/h。X线拍片所见：右足第一跖骨远端骨质蚕食样缺损，并发骨质增生，趾跖关节腔轻度狭窄。确诊为痛风病。当时因患者不能接受秋水仙碱和可的松治疗，经服磺胺治疗未效，改为中医治疗。

初诊：患者痛苦病容，由人掺扶架双拐而来，两下肢关节疼痛，右足大趾和右踝关节及左膝关节红肿热痛，小便黄赤，苔黄黑厚而湿润，脉细数。证属湿热下注，治宜清热燥湿，以三妙汤加味。苍术五钱，黄柏四钱，苡仁一两，牛膝四钱，木瓜四钱，青黛二钱，滑石五钱，知母三钱，鸡血藤一两，当归五钱，赤芍五钱，萆薢四钱。6剂，每日1剂。水煎服。

二诊：1974年1月18日。服上药下肢肿痛减轻，黄黑苔见退，已能弃拐行走，但行动还不方便。继用上方，当归加至一两，再加蚕砂一两，6 剂，每日 1 剂。

三诊：1 月 28 日。痛风症状基本消失，舌黄黑苔已退，行走自如。再用前方加木通三钱，丝瓜络三钱，6 剂，每日 1 剂。以后患者病情稳定，一直以原方继服。

四诊：3 月 1 日。经查血沉：4mm/h，已恢复正常。5 月 7 日检查血尿酸：410.55μmol/L，也有所降低。以后病情一直稳定，故仍以原方改为丸药观察。

五诊：9 月 16 日。复查血尿酸：270.725μmol/L，已基本正常。行动如常人，仍以丸药巩固疗效。

六诊：11 月 12 日 X 线拍片所见：右足第一跖骨远端痛风样病理改变 10 个月；与前两次片比较其病变明显好转。病变原缺损周围骨质增生较著，痛风病基本痊愈。

（广州中医学院《新中医》编辑室．老中医医案医话选．1977：105—107）

【按语】

本例痛风病的临床表现，符合中医湿热痹的范畴，经投燥湿清热之法的三妙汤加味，效果显著，症状缓解迅速，血沉也很快恢复正常，经过 10 个月的治疗观察，血尿酸基本恢复正常。跖骨病理改变明显好转，病变原缺损周围骨质增生较著，且无不良反应。因为本病有明显的红肿热痛，属于阳证热证的范畴，但一般阳证热证的痹痛症状多见于上部，惟湿热有向下流注的特性，故本病应从湿热来考虑。再加上患者的舌苔异乎寻常的黄黑厚腻，而且这种黄黑苔又是湿润的，更证明这个病是由湿热引起的，病因病理既明，则投用燥湿清热的三妙丸做主方更为有据。又因为病有湿热引起剧痛，故乃以舒筋活络的药来缓解其标证的痛感。通过标本兼顾，因而收到较为满意的疗效。

（七）五藤五皮饮

【方源】

《五藤五皮饮治疗痛风29例临床分析》（谢幼红．北京中医，1998，（2）：32—33）

【组成】

青风藤20g　海风藤20g　双钩藤20g　夜交藤20g　天仙藤20g　海桐皮20g　白鲜皮20g　牡丹皮20g　地骨皮20g　桑白皮20g

【功效】

化湿行气，清热解毒，凉血活血，通络止痛。

【验案】

陈某，男，44岁。素嗜烟酒肥甘，体形偏胖。主因双足趾关节和双膝关节肿痛反复发作两年，加重二日，于1994年11月2日初诊。两年前患者于夜间突发左足第一趾关节剧痛，后反复发作，渐及双足趾及双膝关节，每发则关节红肿热痛。两天前饮啤酒后患者再次发病，症见左足第一跖趾关节红肿灼热疼痛，行不任地，双膝关节皮色较红，轻度肿胀，活动有僵硬感。面色稍红，口干烦渴，寐欠安，大便稍干，小便黄。舌暗，舌体胖，边无齿痕，苔黄白厚。血压22/14kPa（1kPa = 7.5mmHg），查血：WBC8.7×10^9/L,ESR31mm/h,RF（-）,CRP（+），血尿酸846μmol/L。中医诊断：痹证（湿毒内伏）。西医诊断：急性痛风性关节炎。治疗予五藤五皮饮加芒硝10g

（冲）、生白芍 20g、虎杖 20g、川草薢 20g。3 剂后，关节红肿热痛均大为减轻，而仍不良于行，再予五藤五皮饮原方去丹皮、地骨皮、青风藤，加白芍 30g、生甘草 5g、生白术 20g、牛膝 10g。服 10 剂后，临床症状消失，复查血沉 17mm/h、CRP（－）、血尿酸 265μmol/L、血压降至正常。更予原方去地骨皮、桑白皮、青风藤，加生白术、云苓皮、广陈皮等，继服两个疗程，戒烟酒，禁食高嘌呤饮食。随访 1 年未发作，血尿酸始终维持在正常范围内。

（谢幼红．五藤五皮饮治疗痛风 29 例临床分析．北京中医，1998，（2）：32—33）

【按语】

五藤五皮饮十味药皆入于脾、肝、肾、肺之经，取以藤通络，以皮达皮之义。全方有化湿行气、清热解毒、凉血活血、通络止痛之功。从现代药理分析，具有抗炎作用的有青风藤、海桐皮等，有利尿作用的有桑白皮、天仙藤等，有止痛作用的有海风藤、天仙藤等，有退热作用的有丹皮、地骨皮，有降压作用的有丹皮、双钩藤等，有降血脂作用的有夜交藤、天仙藤。痛风性关节炎有别于其他痹证的一个表现是关节疼痛剧烈难忍，另一个表现是反复发作，因此在急性期止痛最为主要。本方多味药物具有抗炎止痛作用，因此能较好地缓解疼痛。此外，方中尚有多味药物具有利尿作用，可促进尿酸排泄，降低血尿酸，起到治标又治本的作用，从而减少复发。总之，五藤五皮饮对急性痛风性关节炎具有良好的止痛、利尿、抗炎、退热作用，通过化湿行气，清热解毒，祛除经络关节中湿浊之气，力专效验。在缓解期亦可随症加减，辨证施治，强健脾肾，运化水饮湿浊，利尿以促进尿酸排泄，保持血尿酸正常水平，减少复发，必能善后而收全功。

（八）余晓清治疗痛风验方

【方源】

《急性痛风验案例析》（余晓清．实用中医内科杂志．2006，20（1）：63）

【组成】

土茯苓30g　薏苡仁30g　忍冬藤20g　萆薢20g　秦艽15g　威灵仙15g　牛膝10g　泽兰10g　延胡索10g　黄柏10g　泽泻10g

【功效】

清热利湿，通络止痛。

【验案】

李某，男，42岁。因足趾、踝关节剧痛2天而来就诊，自述近日有饮啤酒史，平时喜欢肥甘厚味。症见：双足趾、踝关节局部红肿热痛，拒按，行走困难，不畏风，纳可，口渴，小便浑浊，大便偏干。舌质红，苔黄腻，脉滑数。查抗"O"、类风湿因子皆正常，血沉65mm/L，尿酸为589μmol/L。血常规提示：WBC 1.15×10^9/L。辨证为湿热下注，痹阻关节。治宜清热利湿，通络止痛。药用土茯苓30g，薏苡仁30g，忍冬藤20g，萆薢20g，秦艽15g，威灵仙15g，牛膝10g，泽兰10g，延胡索10g，黄柏10g，泽泻10g。5剂，嘱忌高嘌呤饮食，多喝水。

二诊：患者诉关节红肿热痛明显减轻，局部关节仍有压痛，口不渴，小便转清，大便平，舌苔见退，脉弦，守方去泽泻，加赤芍、桃仁、红花、白僵蚕各 10g，7 剂。

三诊：关节红肿热痛全部消退，自觉关节活动稍不利，有僵硬感，余症皆平。守方去忍冬藤、黄柏，加补骨脂 10g，骨碎补 15g。继服 5 剂，药后复查尿酸降至正常，后以上方续服 10 剂巩固治疗。随访半年，未见复发。

（余晓清．急性痛风验案例析．实用中医内科杂志，2006，20（1）：63）

【按语】

西医之"痛风"属中医"历节病"。是因湿热浊瘀之邪痹阻关节所致，治疗上应以清热利湿、化浊祛瘀、通络止痛为治疗大法，该患者平素喜欢肥甘厚味，又饮啤酒助湿生热，是典型的湿热下注型痛风。故初诊时方用土茯苓、薏苡仁、忍冬藤、草薢、黄柏、泽泻以清热解毒、利湿化浊。延胡索、泽兰、牛膝活血化瘀。秦艽、威灵仙通络止痛。二诊时因关节还有按痛，考虑浊瘀之邪仍在，故增加赤芍、桃仁、红花、白僵蚕以活血化瘀、通络止痛。待关节红肿热痛消退后，可减轻清热利湿药，酌增补骨脂、骨碎补以补肾强骨，以恢复骨的功能。

（九）严淦发治疗痛风验方

【方源】

《痛风治验 32 例》(严淦发．深圳中西医结合杂志，2001，11（1）：48，55)

【组成】

生石膏 50g　黄柏 10g　生薏苡仁 30g　苍术 10g　川牛膝

15g　虎杖 30g　忍冬藤 15g　晚蚕砂 12g　桔梗 10g　枳壳 10g
白芷 10g　丹参 15g

【功效】

清热利湿，和络利气。

【验案】

刘某，男，40 岁，教师，1998 年 8 月 28 日初诊。患者肢体反复浮肿 4 年，双拇趾肿痛半月，1994 年出现下肢浮肿，曾诊为肾病综合征，予激素 CTX（环磷酰胺）及中药治疗好转，此后一直服用火把花根片和中药治疗。近半月来双足拇趾关节红肿热痛，以秋水仙碱 1mg，别嘌呤醇 0.1g，每日 3 次，治疗两天疼痛难忍，改中药四妙丸加味，别嘌呤醇 0.1g，强的松 5mg，每日 3 次，效仍不显而入院。诊其舌苔薄黄，脉弦数，查血尿素氮 9.75mmol/L，血肌酐 189μmol/L，血尿酸 824.7μmol/L，二氧化碳结合力 24mmol/L，尿蛋白（±），尿红细胞（＋＋＋），血 β 微球蛋白 5700ng/ml。中医诊断：痹证，水肿。西医诊断：痛风，慢性肾炎？治以清热利湿，和络利气。处方：生石膏 50g，黄柏 10g，生薏苡仁 30g，苍术 10g，川牛膝 15g，虎杖 30g，忍冬藤 15g，晚蚕砂 12g，桔梗 10g，枳壳 10g，白芷 10g，丹参 15g。嘱低嘌呤饮食，口服苏打 10g，强的松 5mg，每日 3 次，改别嘌呤醇 0.1g，每日 1 次，2 天后痛大减，1 周后红肿消退，行走时小痛，下肢无水肿。查血尿素氮 6.17 mmol/L，血肌酐 157μmol/L，血尿酸 250μmol/L。原方改生石膏 30g，去白芷、虎杖、桔梗、枳壳，加茜草 15g，山慈菇 10g，继进 10 剂，尿常规、肾功能正常，拇趾关节无肿痛，行走自如，随后门诊保肾治疗，痛风未作。

（严淦发．痛风治验 32 例．深圳中西医结合杂志，2001，11（1）：48，55）

【按语】

生石膏甘、辛、大寒，能治关节红肿热痛；苍术、黄柏、薏苡仁、牛膝清热除湿而利筋脉，通利关节；虎杖清热利湿，活血通经；银花藤清热通络；白芷消肿止痛；桔梗、枳壳一升一降除湿消肿；丹参活血通络；共奏清热利湿，和络理气之功。结合现代药理研究可选用虎杖、银花藤、络石藤、黄柏等抑制炎症反应；茜草、伸筋草、山慈菇、黄柏降尿酸，治标抗炎，治本以降尿酸。随证遣药，药量勿过量，以防尿酸转移性痛风发生或使痛风延长发作。

（十）运脾利尿凉血方

【方源】

《运脾利尿凉血方治疗痛风性关节炎 55 例》（陈进义．浙江中医杂志，2001，36（6）：251）

【组成】

土茯苓 50g　生石膏 30g　生薏仁 30g　苍术 10g　知母 10g　萹蓄 10g　车前子 10g　川草薢 20g　猪苓 20g　茯苓 20g　瞿麦 20g　玄参 15g　丹皮 15g　木通 3g

【功效】

健脾化湿，利尿凉血。

【验案】

李某，男，40 岁。1990 年 6 月 27 日初诊。体型肥胖，平时喜酒肉及海货，2周前上午起自觉左足大趾隐隐作痛，夜间12时左足大趾疼痛加重，如刀割样，局部不能触动，次晨起床时左足大趾及二趾关节均红肿热痛。去本地医院求诊，按"风湿性关节炎"治疗，1周后有好转，但患趾关节仍隐隐作痛、活动不利。今日再次发作来诊，诊见左足大趾及二趾关节肿胀疼痛，行走时左足大趾不能触地，口渴，面色灰白，舌淡，苔黄腻，脉数。实验室检查示：抗"O"正常，乳胶试验阴性，血沉40mm/h，血尿酸450μmol/L。诊为痛风性关节炎，用运脾利尿凉血方加减治疗。予土茯苓50g，生石膏、生薏仁各30g，苍术、知母、萹蓄、车前子各10g，川草薢、猪苓、茯苓、瞿麦各20g，玄参、丹皮各15g，木通3g。嘱每日大量饮绿茶，并戒酒及高蛋白类食物。5剂后复诊，左足大趾及二趾关节疼痛已消失，局部肿胀消退，舌淡，苔薄腻，脉缓有力，复查血沉为19mm/h，血尿酸亦降至正常范围。按前法去石膏、苍术，加生山楂15g，10剂后局部关节已不疼痛，血沉亦降至正常。续用前方10剂，隔日煎服以巩固疗效。随访1年无复发。

（陈进义．运脾利尿凉血方治疗痛风性关节炎55例．浙江中医杂志，2001，36（6）：251）

【按语】

肥人多痰湿，患者由于平时嗜酒及高脂肪高蛋白食物，易化湿生热，湿热留滞于脾胃，从而导致足太阴脾经和足阳明胃经所循行的足大趾等部位出现红肿热痛。本证辨证要点为"湿"，"治湿不利小便非其治也"，运脾利尿凉血方重于健脾化湿，渗湿利尿，清热凉血。切合患者病机，生薏仁、苍术、茯苓、玄参健脾化湿，生石膏、丹皮、知母清热凉血，土茯苓、萹蓄、车前子、猪苓、萆薢、瞿麦、木通利尿泄浊之功，共奏良效。

（十一）土苓萆薢饮

【方源】

《土苓萆薢饮治疗痛风急性发作 21 例》（熊兴和．新中医，2007，39（3）：69）

【组成】

土茯苓 45g　萆薢 45g　薏苡仁 15g　泽兰 15g　泽泻 15g　当归 10g　红花 10g　桃仁 10g

【功效】

清热除湿，散瘀消肿。

【验案】

王某，男，51 岁，2003 年 5 月 27 日初诊。患者双下肢踝关节疼痛反复发作 2 年，急性发作 2 天。诊见：双下肢踝关节红肿热痛，可触及坚硬的痛风结石，伴恶寒发热，全身困重，舌暗红，苔黄微厚，脉洪数。血尿酸为 756μmol/L。诊断为痛风，证属湿热流注，经络瘀阻。治宜清热除湿，散瘀消肿。处方：土茯苓、萆薢各 45g，薏苡仁、泽兰、泽泻各 15g，当归、红花、桃仁各 10g。水煎服，每天 1 剂。服药 4 剂后，自觉关节疼痛减轻，红肿消失，原方去泽泻、当归，加蚕砂、土鳖虫、地龙各 10g，全蝎 6g。续予 10 剂。药后关节疼痛消失，痛风结石缩小，血尿酸为 301μmol/L。继以原方调治 1 月，病情稳定，随诊 1 年，未见反复。

（熊兴和．土苓萆薢饮治疗痛风急性发作 21 例．新中医，2007，39（3）：69）

【按语】

湿浊瘀滞，痹阻经络，湿毒内生是痛风的主要病机。因而降泄浊毒，化瘀活血为本病的基本治法。自拟方土苓萆薢饮以土茯苓、萆薢为主药，土茯苓升清降浊，萆薢分清泌浊，合用有除湿、解毒、利关节之功；泽兰活血利水；薏苡仁、泽泻健脾除湿；当归养血活血；桃仁、红花活血化瘀。诸药相配，共奏降泄浊毒、化瘀活血、通络止痛之效，切中病机，故疗效满意。

（十二）邵念方治疗痛风验方

【方源】

《邵念方教授运用活血利水法临证验案精选》（常富业．中医药学刊，2003，21（2）：190—191）

【组成】

益母草 30g　泽兰 15g　王不留行 10g　栀子 12g　川牛膝 12g　乳香 8g　没药 8g　薏苡仁 30g　泽漆 10g　垂盆草 30g　红藤 15g　土茯苓 30g　生甘草 9g

【功效】

活血利水，清热解毒，消肿止痛。

【验案】

陈某，男，69 岁，干部。因左侧第一跖趾关节及同侧踝部红肿热痛反复发作 4 年，加重半月来就诊。患者有糖尿病病史 8 年,高血压病史 15 年。4 年前出现左侧第一跖趾关节疼痛,就诊多家医院按类风湿性关节炎治疗,效果不佳。以后时轻时重,反复发作。半月前,自述因劳累疼痛加重,自左侧第一跖趾关节至同侧踝部红肿热痛,按之肿硬,影响活动。伴口苦、眠差、便干,舌质红,苔黄,脉弦数。查尿常规:蛋白(+),红细胞(+);血尿酸:650μmol/L;X 线摄片示:第一二跖骨及第一趾骨关节端呈不整齐的穿凿样透明缺损。西医诊断属痛风,中医诊断属肢节痹病范畴。运用活血利水法治疗。药用益母草 30g,泽兰 15g,王不留行 10g,栀子 12g,川牛膝 12g,乳香 8g,没药 8g,薏苡仁 30g,泽漆 10g,垂盆草 30g,红藤 15g,土茯苓 30g,生甘草 9g。水煎服,每日 1 剂。并嘱患者忌食海鲜、动物内脏等食物,多饮水,同时以上方用量加倍水煎外洗。连用 3 日。症状大减,继用 6 日,肿痛消失。续用 6 剂(内服改为 2 日 1 剂)以巩固疗效,随访 1 年未发。

(常富业. 邵念方教授运用活血利水法临证验案精选. 中医药学刊,2003,21(2):190—191)

【按语】

痛风的发病,是内外因的共同作用,导致局部气血壅滞,脉络不通的结果,其中瘀血贯穿于病程的始终,而早期多出现水饮停于局部的变化,由于瘀血阻于脉内,水饮停于脉外(即肌肤内),两者呈相结之势,皆阻遏气机,而引起局部疼痛。故尔以活血利水法运用于痛风早期的治疗,每每获得疗效。方中益母草、泽兰、川牛膝活血利水为主是为君药。王不留行活血利水,兼以通络;栀子活血利水兼以清热;乳香、没药活血祛瘀；薏苡仁利水渗湿，清热除痹；泽漆利水消肿，散结止痛；共为臣药。垂盆草利湿为主，兼以清热解毒；红藤、土茯苓活血散瘀，清热解毒，消肿止痛；是为佐药。生甘草清热解毒，调和诸药，是为佐使。全方共奏活血利水，清热解毒，消肿止痛之功。

（十三）中焦宣痹汤

【方源】

清·吴鞠通《温病条辨》

【组成】

连翘 10g　焦栀子 10g　杏仁 10g　木防己 10g　滑石 10g　京半夏 10g　制乳香 10g　炒甲珠 10g　赤芍 10g　青蒿 10g　木香 10g　赤小豆 30g　忍冬藤 30g　生石膏 30g　薏苡仁 15g　蚕砂 15g（布包）　丹参 15g

【功效】

清热除湿，化瘀通络。

【验案】

郑某，男性，45 岁，1997 年 10 月 19 日初诊。患者自诉患痛风 12 年，反复发作数次，每次因饮酒与食豆制品、海鲜而发作。3 天前突然疾病复发，已在某医院服保泰松、消炎痛等效果不显，因胃肠道出现不适而停药。刻诊：患者足趾关节与足踝关节红肿热痛，着地困难（由他人扶持来诊），伴有身热，心烦，口苦，胃脘痞闷，纳呆，大便微溏，小便黄少；舌质红，苔黄腻，脉濡数。体温 38.7℃，WBC8.5 × 10^9/L，N 0.80，血沉 45mm/h，血尿酸 756μmol/L；X 线摄片示关节面附近骨骺部出现圆形缺损。此为湿热深入骨骼，经络阻滞，瘀热内盛。治宜清热除湿、化瘀通络。方选中焦宣痹汤加味：连翘、焦栀子、杏仁、木防己、滑石、京半夏、制乳香、炒甲珠、赤芍、青蒿、木香各10g，赤小豆、忍冬藤、生石膏各30g，薏苡仁、蚕砂（布包）、丹参各15g。每日1剂，水煎，日服3次。2剂后诸症明显减轻，体温恢复正常，已能行走。前方去生石膏、青蒿，再进3剂，诸症消失，血象、血沉恢复正常，血尿酸452μmol/L。

（张勇．中焦宣痹汤在急症中的运用．中国中医急症，2004，13（1）：56—57）

【按语】

中焦宣痹汤组方严谨，药物配伍精当，诚为吴鞠通经典之作。方中防己祛经络之湿；杏仁开肺气；连翘、赤小豆分清气分、血分之湿；薏苡仁淡渗而缓急止痛；半夏燥湿；蚕砂化浊；焦栀子、滑石使湿热从小便而去。故临床但见湿热内盛、经络阻滞、瘀热鸱张者均可用该方加减治之，多能应手取效。急性痛风关节炎所表现的关节红肿热痛，用该方治之，加丹参、制乳香以增化瘀通络止痛之力；赤芍、忍冬藤凉血化瘀清热；关节红肿热痛多在下部，以牛膝引药直达痛处；尤妙在穿山甲一味，性善走窜，加入方中能明显增强活血消瘀之功。

（十四）安宫牛黄丸

【方源】

清·吴鞠通《温病条辨》

【组成】

牛黄一两　郁金一两　黄连一两　朱砂一两　山栀一两

雄黄一两　黄芩一两　水牛角浓缩粉一两　冰片二钱五分　麝香二钱五分　珍珠五钱　金箔衣

【功效】

清利湿热，泻火解毒，通络止痛。

【验案】

刘某，男，42岁，2001年3月6日初诊。患者平素嗜食膏粱厚味，饮酒无度。1999年体检发现白蛋白偏高，尿酸为456μmol/L，但无明显自觉症状，未予重视。2月前其右足趾剧烈疼痛，痛如刀割，以为打球受寒所致，自用麝香止痛膏不但未效，而且入夜疼痛更剧，继则患处明显红肿发热。查血尿酸为563μmol/L，诊断为痛风，予以痛风利仙（溴苯呋喃）治疗，2天后疼痛如故，遂来就诊。诊见：面色晦滞，面容痛苦，伴有食欲不振，口苦口干，小便色黄，大便不畅，舌苔黄微腻、中根部腻甚，脉浮弦、左关弦甚。证属湿毒内蕴，火热下注，脉络不利。治疗以清利湿热、泻火解毒、通络止痛为先。遂以安宫牛黄丸3粒，每天1粒，顿服，连服3天。并用四妙散合龙胆泻肝汤加减内服。治疗2天后，患处红肿疼痛明显减轻，嘱其再服3天安宫牛黄丸（连续服用共5粒），后以中药调理。1周后患处疼痛消除，遂停用安宫牛黄丸，继续用中药调服。随访1年半，曾有2次复发，但症状不重，每次均自服安宫牛黄丸2粒而缓解，血尿酸在356～380μmol/L之间。

（杨柏灿，蒋小贝．安宫牛黄丸新用．新中医，2003，35（6）：72）

【按语】

安宫牛黄丸是中医用于急救的专药，具有清热解毒、豁痰

下篇　百家验方

开窍等作用，主要用于热毒、痰热闭阻引起的病证。痛风患者，素食膏粱厚味，饮酒无度，致湿毒下注，脉络瘀络，治疗当务之急是尽快祛除湿毒，疏通脉络，以止疼痛，应用安宫牛黄丸的目的也就在于此。应用安宫牛黄丸时应注意掌握用量和服用时间。因其主要由气味芳香、药性峻猛、作用强大的药物组成。虽然用后见效快而明显，但应用不当也可引起不良反应，甚至影响其他药物的治疗。安宫牛黄丸连续服用的时间不宜超过 2 周，若病情需要服用本丸，也应在连续服用 2 周后。间隔 2~3 周后再服用。

四、清利祛风，除湿化痰类方

（一）五积散

【方源】

《太平惠民和剂局方》

【组成】

白芷 12g　川芎 10g　炙甘草 8g　当归 15g　云苓 15g　肉桂 4g　白芍 12g　法半夏 12g　陈皮 5g　枳壳 10g　麻黄 4g　苍术 12g　干姜 5g　桔梗 12g　川厚朴 10g

【功效】

发表温里，顺气化痰，活血消积。

【验案】

徐某，男，41 岁，痛风六载，反复发作，加重 1 个月，两足第一跖骨缘、踝关节交替出现肿胀疼痛，患部肤色紫红暗滞，血尿酸在 680~720μmol/L 之间波动，服秋水仙碱不能控制。舌淡胖，苔薄白，脉沉缓。辨病属于痛风急性发作，辨证属于阴火。予祛风湿、通络脉、理气血，方选五积散加减，药用苍术、麻黄、白芷、川芎、枳壳、桂枝、川厚朴、赤芍、桔梗、海风藤、制乳香、制没药。5剂后痛止肿消热退，复查血尿酸为390μmol/L，继以原方出入而收功。

（李宁，孙建新．汪履秋治疗痛风经验撷萃．安徽中医临床杂志，1998，10（1）：32—33）

【按语】

五积散创于宋代，首载于《太平惠民和剂局方》，由苍术、麻黄、厚朴、白芷、川芎、枳壳、桔梗、芍药、肉桂、当归、茯苓、半夏、陈皮、干姜、甘草组成。之后的明代吴昆《医方考》、清代汪昂《医方集解》、吴仪洛《成方切用》均有收载。在宋、元、明、清时期，五积散的应用已十分广泛。汪昂在《医方集解》中谓"本方能寒积、食积、气积、血积、痰积，故名五积"，并分析五积诸症的病因"皆寒湿也"。清代谢观在《中国医学大辞典》中指出，五积散可治"寒湿客于经络，腰脚酸疼"。汪履秋教授取五积散前九味，以桂枝易肉桂为基本方法治疗痛风，方中君药为苍术、麻黄，两药相伍，散寒燥湿，相得益彰。苍术辛苦芳香，性质燥烈走散，前人经验谓"治外湿苍术最为有效"，朱丹溪力倡治痛风必用苍术，汪履秋治痛风善用重用麻黄，药量达10~15g，《药性论》云"麻黄可治身上毒风顽痹"，故治痛风必主以麻黄。

（二）上中下通用痛风方

【方源】

元·朱丹溪《丹溪心法》

【组成】

天南星（姜制）二两　苍术（泔浸）二两　黄柏（酒炒）二两　川芎一两　白芷半两　神曲（炒）一两　桃仁半两　威灵仙（酒拌）三钱　羌活三钱　防己半两　桂枝三钱　红花（酒洗）一钱半

【功效】

清热祛风，除湿通痹。

【验案】

肖某，男，32岁，干部。患者主因右膝、踝关节红肿热痛2年，再发1周，于1996年1月8日初诊。半年前无明显诱因下出现右踝关节红肿热痛，随即出现右膝关节红肿热痛。当时查血尿酸为680μmol/L，西医诊断为"痛风性关节炎"，曾予"别嘌呤醇、秋水仙碱、布洛芬"等治疗。用药时能改善病情，但常反复发作，疗效欠佳。其父与一位哥哥均有痛风病。查体：膝、踝关节红肿压痛且关节皮肤触烫，舌淡红，苔黄腻，脉弦数。查：ASO 250 U，RF（－），血沉65mm/h，血尿酸586μmol/L。右膝、踝关节X摄片示：关节周围软组织肿胀。中医辨证为风湿热痹。治拟清热祛风、除湿通痹。方以上中下通用痛风方加土茯苓、秦艽、络石藤各15g。每日1剂，晚2次饭后温服，15天为一疗程。连服2个疗程后，关节红肿热痛、功能活动及关节皮肤触烫均明显改善，复查血尿酸为

379μmol/L，血沉 23mm/h。守前方去土茯苓、秦艽、络石藤，用法同上，巩固 2 个疗程后，复查血沉 16mm/h。半年后随访未见该病复发。

（何永生．鲁贤昌治疗痛风性关节炎的经验．中国中医药信息杂志，2004，11（3）：266）

【按语】

痛风性关节炎的发生与遗传因素有一定的关系。本例患者父亲、哥哥均有此病，可见具有一定的家属聚集倾向。该例属热痹范畴，治以清热通痹为主，方用朱丹溪上中下通用痛风方。该方源自《丹溪心法·痛风》，因其能治周身骨节疼痛的痛风证，故名。方中黄柏、龙胆草清热泻火；苍术、防己燥湿行水，使湿热之邪渗泄于下；桃仁、红花、川芎活血化瘀；天南星化痰祛风，使痹阻骨节之痰浊瘀血得行；羌活去骨节间之风湿；白芷去头面之风湿；桂枝、威灵仙去手臂足胫之风湿，使周身骨节的风湿之邪尽去；神曲健脾暖胃消食，以免黄柏、龙胆草过寒之品重伤脾胃；再加土茯苓、秦艽、络石藤清热、消肿，通痹之功益强。

（三）痛风宁Ⅰ号口服液

【方源】

《彭介寿治疗痛风经验》（张立军．江西中医药，2005，36（269）：8—9）

【组成】

痛风宁Ⅰ号口服液（苍术、吴茱萸、木瓜、白芷、薏苡仁等）

【功效】

温宣降浊,行气决壅。

【验案】

郝某,男,46岁,1997年11月4日初诊。

主诉:双脚跖趾、跗、踝等关节左右交替反复发作红肿热痛7年,复发加重7天。

病史:患者痛风初发时,每年约发作3~5次,曾先后用过秋水仙碱、别嘌呤醇等西药,开始有很好疗效,约3~7天即可控制症状,以后疗效渐差。近年来发作愈见频繁,服西药需3周以上方能控制急性症状,7天前因喝啤酒而诱发左足第一跖趾、跗、踝关节红肿疼痛,行走困难,自服西药病情未见明显缓解。

检查:左足第一跖趾关节、足背、踝关节明显肿胀,皮色暗红,皮温不高,有明显触痛,右足第一跖趾关节外侧有蚕豆大的硬结节一块,舌质暗红,苔白,脉弦缓。

实验室检查:血沉44mm/h,血尿酸499μmol/L。

中医诊断:脚气(湿邪内蕴,壅滞气血)。

西医诊断:痛风性关节炎急性发作。

治疗:停用其他一切治疗痛风的中西药物。

治则:温宣降浊,行气决壅。

方药:单用痛风宁I号口服液,每次20ml,每日3次。

复诊:服药12小时后急性症状即缓解,4天后症状及关节肿胀完全消退,嘱继服痛风宁I号口服液,每次20ml,早晚各1次,1月后复查血尿酸,降至331μmol/L,遂停药。服药期间未发生任何不良反应。

（张立军．彭介寿治疗痛风经验．江西中医药，2005，36（269）：8—9）

【按语】

对该患者的痛风，彭介寿教授参考古人对"脚气"病治疗的有关论述来加以确定，如《圣惠方》："治脚气春夏防发，宜服此疏风调气槟榔散方。"《景岳全书·脚气》："脚气有实邪，凡壅盛肿痛而为闭结或为胀满者，治宜疏导通利为主。"导师结合这些古人论述，联系自己多年的临床实践，紧扣病机，确定了温宣降浊，行气决壅的治疗大法，拟定一固定处方（药用苍术、吴茱萸、木瓜、白芷、薏苡仁等），长期运用于临床，治疗急性痛风性关节炎数千例，能迅速消除患者的急性期症状，并有较为可靠的降血尿酸疗效。证明了从"脚气"辨治痛风病思路的可行性。

（四）商宪敏治疗痛风验方二

【方源】

《商宪敏教授论治痛风经验》（高菁，等．北京中医药大学学报（中医临床版），2005，12（3）：30—31）

【组成】

萆薢30g　夏枯草15g　秦艽15g　车前子30g（包）　秦皮12g　益母草15g　苦参10g　茯苓30g　葛根30g

【功效】

利湿化痰，活血通络。

【验案】

李某，女，80岁。2004年8月17日初诊。有痛风病史七年余，足、膝关节肿痛时作。症见右足第一跖趾关节色暗，略肿，僵硬，按之疼痛，麻木怕风，大便时溏，每日2～3次，身倦乏力，舌暗胖，苔薄黄，脉沉细滑。化验检查：血尿酸为 518μmol/L。西医诊断"痛风、慢性关节炎"；中医诊断"痛风"，辨证属久病痰瘀阻滞经络气血，脾肾亏虚。治法为先予利湿化痰，活血通络，缓以健脾补肾。处方：萆薢 30g，夏枯草 15g，秦艽 15g，车前子 30g（包），秦皮 12g，益母草 15g，苦参 10g，茯苓 30g，葛根 30g。7剂，水煎服，每日 1 剂。

二诊：2004 年 8 月 24 日。药后关节肿减，疼痛较前减轻，关节重按有痛，麻木减，大便偶溏。舌暗胖，苔薄黄腻，脉沉滑。属湿热瘀血未清，脾肾亏虚。处方：萆薢 30g，秦艽 15g，茯苓 30g，炒薏苡仁 20g，川断 15g，淫羊藿 10g，车前子 30g（包），秦皮 12g，益母草 15g，山慈菇 10g，穿山龙 15g，葛根 30g。上方连服 30 剂，病情稳定，关节肿消，疼痛未作，随访半年余，至今未再发作。

（高菁，李靖，于秀辰．商宪敏教授论治痛风经验．北京中医药大学学报（中医临床版），2005，12（3）：30—31）

【按语】

患者痛风发病，按商宪敏论治痛风经验，应属于痛风治疗 5 法中慢性痛风关节期，运用化痰除湿，活血通痹法。痛风患者体内湿热浊瘀留恋不去，内伤脾胃，故以萆薢、车前子、木瓜、山慈菇除湿化痰通络，川牛膝、生蒲黄活血通络，桑寄生、杜仲、淫羊藿、补骨脂温阳补肾，茯苓、薏苡仁健脾利湿。

（五）二陈汤

【方源】

宋·《太平惠民和剂局方》

【组成】

陈皮 10g　半夏 10g　茯苓 15g　炙甘草 8g　白芥子 12g
豨莶草 10g　威灵仙 10g　地龙 10g　怀牛膝 10g

【功效】

理气化痰，舒筋通络。

【验案】

李某，男，62 岁。1998 年 6 月 7 日初诊。左脚反复肿痛 2 年，服用消炎药及祛风湿药不效，现急性发作 10 天。经 X 线诊断为左足第一跖趾关节痛风。诊见左足第一跖趾关节肿大疼痛，活动受限，舌质暗，苔白腻，脉滑。中医诊断：痹证，证属痰瘀阻络。治宜理气化痰，舒筋通络，方用二陈汤加减，陈皮、半夏各 10g，茯苓 15g，炙甘草 8g，白芥子 12g，豨莶草、威灵仙、地龙、怀牛膝各 10g。每日 1 剂，水煎服。5 剂后肿痛减轻，守方再进 15 剂而肿痛消失，活动无障。

（孙福栋，姜鸿雁．二陈汤临床应用举隅．河北中医药学报，2001，16（3）：24—25）

【按语】

此例属中医痹证范畴。详问病史，患者平素饮酒、嗜食肥腻，致痰浊内生，痹阻经气，日久痰瘀沉积于关节周围而发

下篇　百家验方

病。故取二陈汤化痰除湿，更配白芥子利气豁痰，治筋骨间痰饮，豨莶草、威灵仙、地龙、牛膝舒筋活血通络，牛膝又作为引经药，可引药下行直达病所，诸药配合，使痰瘀除则肿痛消。

治疗痛风虚实夹杂证类方

一、清热利湿，补益脾肾

（一）冯志荣治疗痛风性关节炎验方

【方源】

《冯志荣治疗痛风经验》（谢席胜．四川中医，2001，19
（5）：3—4）

【组成】

黄芪30g　太子参30g　杜仲30g　忍冬藤30g　红藤30g
狗脊15g　防己15g　黄柏15g　苍术15g　萆薢10g　牛膝10g
海桐皮10g　姜黄10g　木通10g　薏苡仁20g　五加皮50g

【功效】

清热利湿，补益脾肾。

【验案】

吕某，男，73岁，教师。因反复痛风性关节炎发作4年
就诊。长期服用秋水仙碱、消炎痛控制发作，能控制疼痛，但
发作频繁。此次关节红肿2天，见右第一跖趾关节、右踝关

节、右手腕关节红肿，微热，触痛，精神差，肢软乏力，腰酸软，舌嫩红，边有齿痕，苔黄腻，脉弦滑。诊断：痛风。证属脾肾亏虚，湿热阻滞。处方：黄芪、太子参、杜仲、忍冬藤、红藤各 30g，狗脊、防己、黄柏、苍术各 15g，萆薢、牛膝、海桐皮、姜黄、木通各 10g，薏苡仁 20g，五加皮 50g。服药 4 剂后红肿大减、肢软乏力减轻，但仍诉关节疼痛，活动不利。守原方减忍冬藤、红藤，加乳香、没药、全蝎各 10g，蜈蚣 2 条，白芥子 15g。服药 4 剂后疼痛缓解，红肿不明显。守方继服 8 剂，病情平稳。随访半年未再复发。

（谢席胜．冯志荣治疗痛风经验．四川中医，2001，19（5）：3—4）

【按语】

该病案中治疗以清热利湿为主，注重对湿热的分解，五加皮用量大至 50g，即是给湿邪以出路。五加皮其辛能散、苦能燥，且有良好的镇痛作用。西医认为痛风形成系嘌呤代谢紊乱，致尿酸在体内堆积，从而造成痛风性组织学改变。因此治疗中应在辨证的同时结合辨病，选用可增加尿酸排泄的药物，如淫羊藿、土茯苓、秦皮、车前草、薏苡仁、泽泻、萆薢、地龙等。而选用川芎、乳香、没药、白芥子、僵蚕、全蝎、蜈蚣等活血化瘀、化痰通络之品，以缓解痛风的发作症状，通过针对性地选用药物，提高治疗效果。

（二）吕承全治疗痛风验方

【方源】

《吕承全治疗痛风经验总结》（吕宏生，等．河南中医药

学刊，1994，9（2）：22—23）

【组成】

土茯苓 30g　生地 30g　熟地 30g　炒杜仲 30g　鸡血藤 30g　忍冬藤 30g　泽泻 15g　川牛膝 15g　赤芍 15g　木瓜 10g 红花 10g　当归 10g　炒乳香 10g　仙灵脾 10g　巴戟天 10g 肉苁蓉 10g

【功效】

调补肾气，利湿排浊，活血通络。

【验案】

金某，男，57 岁，1986 年 3 月 26 日初诊。

主诉：两足大趾跖关节肿痛七年余，加重近一周。

病史：两足大趾跖关节肿痛七年余，食醋、饮酒、进食荤腻之品则关节疼痛加剧，夜间尤甚。行动不便，近一周加重。

检查：两足大趾跖关节红肿，疼痛拒按，伴有腰痛，夜尿 3~4 次，X 线拍片示左足第一趾骨近端外侧局部骨质有虫蚀样改变，边缘不规则，骨质密度较低，右足第一跖骨头骨缺损性改变，舌质红，苔薄腻，脉沉弦。查血尿酸 720μmol/L。

诊断：痛风。证属脾肾两虚，痰湿结聚，经络痹阻。

治则：调补肾气，利湿排浊，活血通络。

方药：土茯苓、生地、熟地、炒杜仲、鸡血藤、忍冬藤各 30g，泽泻、川牛膝、赤芍各 15g，木瓜、红花、当归、炒乳香、仙灵脾、巴戟天、肉苁蓉各 10g。水煎服。

二诊：上方服 12 剂，两足关节肿痛明显减轻，仍感腰酸，夜尿多，脉沉细，舌质微红，苔薄白。复查血尿酸 437μmol/L。

守原法配制丸剂巩固疗效。方药：熟地、当归、红花、赤芍、丹参、薏苡仁各60g，黄芪、白芍各50g，炒山甲、炒乳香、炒没药、肉苁蓉、巴戟天、威灵仙、桂枝各30g，共研细面，炼蜜丸，每次10g，每天3次，口服，5月26日来诉，诸症消失，步履如常。

（吕宏生，彭勃．吕承全治疗痛风经验总结．河南中医药学刊，1994，9（2）：22—23）

【按语】

该患者病史已达七年余，损及脏腑，痛风虽以湿浊内蕴，痹阻经络关节为患，但与脾肾两虚密切相关。肾主骨，主水，主藏精，司开合，为先天之本；脾主运化腐熟水谷精微，为后天之本，脾肾两虚，是湿浊化生的主要原因。脾肾两虚，则骨失所养，肾失封藏，则阴精暗耗，肾失开合，则夜尿频多，腰膝酸痛。故在治疗时以调理脾肾为本，常用炒杜仲、巴戟天、肉苁蓉、熟地、炒白术、炒苍术等调补脾肾扶正祛邪。

（三）补肾定痛汤

【方源】

《宋贵杰教授治疗痛风性关节炎的经验》（徐克武．中医正骨，2006，18（7）：70）

【组成】

巴戟天12g　仙灵脾12g　生地12g　熟地12g　肉苁蓉15g　炒杜仲12g　白术10g　薏苡仁20g　山药20g　桃仁10g　红花10g　丹参15g　赤芍10g　川牛膝10g　鸡血藤12g　海风藤10g

【功效】

补益脾肾，利湿化浊，活血通络。

【验案】

王某，男，37 岁，2001 年 3 月 26 日初诊。患者自诉双足第 1 跖趾关节肿痛、畸形七年余。饮酒、进食荤腥食物则疼痛加剧，昼轻夜甚，行动不便，近 1 周加重。症见双足第 1 跖趾关节处红肿，畸形，触之有热感，疼痛，伴有腰痛，夜尿增多至 3~4 次。X 线片示：左足第 1 趾骨近端外侧局部骨质有虫蚀样改变，边缘不规则，骨质密度较低，右足第 1 跖趾关节跖骨端缺损样改变。舌质红，苔薄腻，脉沉弦。血生化检查示血尿酸值 620μmol/L。诊断为慢性痛风性关节炎。辨证属脾肾两虚，痰湿凝滞，经络痹阻。治宜补益脾肾，利湿化浊，活血通络。方用补肾定痛汤，水煎分 2 次服。服 15 剂后症状明显缓解，仍有畸形，压痛，腰部酸困，夜尿多，舌质微红，苔薄白，脉沉细。复查血尿酸 440μmol/L。上方研末，每次 9g，每天 3 次冲服。6 月 12 日复诊，诸症悉消，步履正常。

（徐克武．宋贵杰教授治疗痛风性关节炎的经验．中医正骨，2006，18（7）：70）

【按语】

痛风在慢性期，以脾肾亏虚尤为突出，用补肾定痛汤治疗，方中巴戟天、仙灵脾、生熟地、肉苁蓉、炒杜仲、白术、薏苡仁、山药健脾益肾，扶正固本；桃仁、红花、丹参、赤芍、川牛膝、鸡血藤、海风藤活血通络，散结止痛。同时强调必须节制饮食，避免饮酒，禁食富含嘌呤和核酸的食物（如肝、肾、脑、鱼子、蟹黄、豆类等）。还要避免过度劳累和精神刺激等。

（四）奚九一治疗痛风验方一

【方源】

《原发性高尿酸血症痛风病临床辨证经验》（赵兆琳．辽宁中医杂志，1996，23（1）：37—38）

【组成】

生黄芪　炒党参　制首乌　苍术　土茯苓　豨莶草　车前子等

【功效】

益气健脾，护肾祛湿。

【验案】

雍某，男，34岁。痛风性关节炎5年，关节红肿痛发作频繁，约一个半月复发1次，伴下肢沉重，常用别嘌呤醇600mg/d，因有腹泻，胃肠不适因而减为300mg/d，需加服萘普生，疼痛方能暂时缓解，但关节炎红肿发作仍未控制，血尿酸持续在418.9～843μmol/L。本次发作后，服别嘌呤醇2周，白细胞逐周下降，从10×10^9/L下降为5.4×10^9/L，才自行停服西药转而求治中药。检查：两拇趾关节轻度增生，呈暗红色，压痛（＋），肿胀（＋），舌质淡，舌苔白腻，脉滑数。血尿酸843.7μmol/L，白细胞5×10^9/L，血沉20mm/h，尿常规及肾功能正常。诊断：原发性高尿酸血症痛风性关节炎频发双足型——急性湿重证。治拟益气健脾、护肾祛湿法。药用：生黄芪、炒党参、制首乌、苍术、土茯苓、豨莶草、车前子等，制成"痛风灵冲剂"，每日 3 次，每次 1 包，冲服。服药半个月后，临床症状消退，两拇趾关节色素转淡，1 个月复查血尿酸 536.9μmol/L，白细胞 7×10^9/L，血沉 10mm/h。继续服药 2 个月，血尿酸 360μmol/L。舌淡红，苔薄白，脉细数。经巩固治疗半年后，痛风灵冲剂剂量递减为 1 包/天，长期维持量预防复发。1995 年 7 月 28 日查血尿酸 236μmol/L，血常规、尿常规及肝肾功能均正常，随访至今 6 年关节炎未曾复发。

（赵兆琳. 原发性高尿酸血症痛风病临床辨证经验. 辽宁中医杂志，1996，23（1）：37—38）

【按语】

奚九一治疗痛风特点：主张上工治未病，早治早防；对于脾肾不足，水湿运行不利者，以扶正祛邪，重用黄芪、党参、何首乌化气行水；强调无论急性期或慢性期，要防止痛风石形成，故应利湿降浊，解毒排石。本案以痛风灵冲剂小剂量防治，并能注意低嘌呤饮食，血尿酸保持在正常范围，未用任何降血尿酸西药，关节炎未复发，也未发生任何毒副反应。疗效显著优于西药别嘌呤醇。

（五）叶纯治疗痛风验方

【方源】

《外科医案》（上册）（罗和古等主编. 中国医药科技出版社，2005）

【组成】

生石膏 30g　白花蛇舌草 30g　桑枝 30g　防己 12g　泽泻

12g　车前子 12g　生大黄 9g　黄柏 10g　茯苓 12g　鹿衔草 30g　山萸肉 12g　山药 15g　菟丝子 20g　生甘草 10g

【功效】

清热利湿，益肾解毒。

【验案】

宋某，男，45 岁，1995 年 3 月 6 日就诊。患者因常食肥甘油腻及饮酒，于 1994 年两次出现突发性右足第一跖趾关节红肿热痛，均服用秋水仙碱后缓解。1995 年 3 月 5 日晚因劳累后上症再发并加重，次日晨就诊时呈刀割样疼痛，固定不移，局部红、肿、热，舌淡红，苔黄腻，脉滑。血尿酸 538.1μmol/L。西医诊为痛风；中医诊为痹证，证属湿热型。以清热利湿、益肾解毒的痛风汤（全方）治疗，药用：生石膏 30g，白花蛇舌草 30g，桑枝 30g，防己 12g，泽泻 12g，车前子 12g，生大黄 9g，黄柏 10g，茯苓 12g，鹿衔草 30g，山萸肉 12g，山药 15g，菟丝子 20g，生甘草 10g。每日 1 剂，水煎 3 次分服，忌食高嘌呤食物，戒酒，多饮水，少活动。服药 1 剂后患者感受累关节疼痛有所减轻，1 周后红肿热痛消失。嘱继续服药 1 周后，复查血尿酸 339.4μmol/L，患者康复。

（罗和古等．外科医案（上册）．中国医药科技出版社，2005：541）

【按语】

自拟痛风汤采用平衡的理论既扶正又祛邪。扶正以补益肾气，祛邪清热利湿解毒，清除病理产物。本方以鹿衔草、山萸肉、菟丝子、山药补肾扶正以祛邪；生石膏、白花蛇舌草、桑枝、防己、泽泻、生大黄等清热利湿解毒。诸药合用，紧扣病机，共奏清热利湿、益肾解毒之功，取得了较满意的疗效，且无不良反应产生。

（六）吕艳萍治疗痛风验方二

【方源】

《痛风治验三则》（吕艳萍．中国中医急症，2002，11（3）：185）

【组成】

太子参15g　白术15g　仙灵脾15g　仙茅15g　车前子15g　泽泻10g　萆薢30g　土茯苓20g　木瓜15g　丹参30g

【功效】

补肾益气，升清降浊。

【验案】

银某，男，65岁。因患痛风性关节炎反复发作多年，于2000年10月就诊。诊时神疲乏力，头昏，眩晕耳鸣，面色萎黄，周身关节酸痛，舌质淡，脉沉细，苔薄黄腻。证属肾阳不足，湿浊下注。治拟补肾益气，升清降浊。药用太子参15g，白术15g，仙灵脾15g，仙茅15g，车前子15g，泽泻10g，萆薢30g，土茯苓20g，木瓜15g，丹参30g。服药7剂后头晕、耳鸣好转，但右足背红肿加剧，前方加生石膏30g，知母15g，生地15g，桂枝15g，黄柏15g。服药10剂后右足背红肿明显减轻；改用前方，继服3个月，血尿酸基本正常。随访1年，查血尿酸正常。

（吕艳萍．痛风治验三则．中国中医急症，2002，11

（3）：185）

【按语】

痛风病反复发作多年，日久累及肝肾，急性期发作之时，治当急则治其标，缓则治其本。但本案见患者神疲乏力，头昏、眩晕耳鸣，面色萎黄，周身关节酸痛，舌质淡，脉沉细诸症，当属虚证为主，笔者以补肾益气，升清降浊治疗，完全合符临床特点，故能迅速奏效。缓解期时可治本，重在补肾益气、兼以清热降浊。

（七）张逊治疗痛风验方

【方源】

《痛风治验一得》（张逊．吉林中医药，2004，24（8）：49）

【组成】

党参15g　白术15g　猪苓12g　泽泻20g　金银花15g
牡丹皮10g　苍术10g　知母12g

【功效】

健脾补肾，祛湿化痰。

【验案】

曲某，男，75岁，因右拇跖趾关节红肿疼痛15天来诊。查：右拇跖趾关节红肿、疼痛，舌质淡，舌体胖大，苔白滑，脉沉数。实验室检查：血尿酸值480μmol/L。诊为痛风性关节炎。处方：党参15g，白术15g，猪苓12g，泽泻20g，金银花15g，牡丹皮10g，苍术10g，知母12g。水煎服。服药4剂，关节红肿疼痛明显减轻，血尿酸值 478μmol/L，继服 4 剂后血尿酸 470μmol/L。守原方加柴胡 10g，升麻 6g，半夏 12g，黄芩 12g，茵陈 20g，姜黄 10g。4 剂，诸症消退，血尿酸值 461μmol/L，再服 4 剂后，复查血尿酸值 300μmol/L，基本获愈。

（张逊．痛风治验一得．吉林中医药，2004，24（8）：49）

【按语】

对于痛风症状、体征缓解不明显，或病情反复发作的老年患者，治疗中若单纯运用常法而不注意调畅气机，势必造成因气机升降失调，不能正常运津化湿，而造成病情反复，影响治疗效果。故治疗中应注重调理气机使之升降有度，即所谓"清气升而浊阴降"，在原方健脾补肾、祛湿化痰方药中，加入柴胡、升麻、黄芩、半夏、陈皮、姜黄、茵陈。老年或体弱之人加黄芪、党参等补气之品，可疗效倍增。

（八）土蚕化浊汤

【方源】

《土蚕化浊汤降低尿酸的临床观察》（王隆川．中华实用中西医杂志，2001，1（14）：1836—1837）

【组成】

土茯苓　蚕砂　青风藤　威灵仙　川萆薢　川牛膝　山慈菇　泽兰　虎杖　秦艽等

【功效】

补益脾肾，升清除浊。

【验案】

患者，男，47岁，营销干部。1998年9月18日初诊，左侧跖趾关节疼痛3天。自述以前曾有此类症状出现。均诊为"丹毒"，给予抗生素及消炎痛治疗，治后症状缓解。前几天因饮用啤酒后发作，刻下见患部关节红肿疼痛、漫肿、皮肤呈桃红色，按之痛剧，未摸到"块瘰"，脉来细数，舌质淡红，苔薄黄。血尿酸784μmol/L，抗"O"<500U，血沉20mm/h，类风湿因子"阴性"，尿 pH 5。诊断为痛风，属湿热蕴结型，方用土蚕化浊汤，先服5剂，1日1剂，水煎服。局部用益黄膏外敷，每日换1次。5天后复诊，患处红肿已消，关节屈伸自如，皮肤出现皱褶，继服前方5剂，半月后复查血尿酸为142μmol/L，后来追访未复发。

（王隆川．土蚕化浊汤降低尿酸的临床观察．中华实用中西医杂志，2001，1（14）：1836—1837）

【按语】

因饮用啤酒后，血尿酸增高而使痛风复发。因啤酒含有较多的核酸和嘌呤，核酸在体内也可分解嘌呤，而嘌呤代谢的最终产物是尿酸，饮进大量啤酒后就会使体内的尿酸急剧增加而使痛风发作。同时，尿酸浓度的增加会促使尿酸排泄发生随意，从而引起尿酸在人体内潜留，特别是在关节处沉积，使关节处疼痛加重。服土蚕化浊汤后，使尿酸的形成得到迅速的抑制和排泄，故症状得到了缓解。方剂组成为土茯苓、蚕砂、青风藤、威灵仙、川草薢、川牛膝、山慈菇、泽兰、虎杖、秦艽等。方中土茯苓、蚕砂为君药，它有明显的降低血尿酸作用；威灵仙、秦艽有溶解尿酸作用；青风藤含有青藤碱及青风藤碱、双青藤碱等，研究证实其具有镇痛抗炎、免疫抑制作用，主要有效成分为青藤碱；泽兰有抑止尿酸合成作用；山慈菇能消肿散结；虎杖有清热利湿、通利关节等作用。纵观药物组成，它有效地抑制或控制尿酸在体内的积蓄，增加排泄尿酸的功能。

（九）唐汉钧治疗痛风验方

【方源】

《唐汉钧从脾肾论治痛风》（徐杰男．浙江中医杂志，2007，42（11）：623）

【组成】

生地 30g　蛇舌草 30g　土茯苓 30g　山慈菇 30g　赤芍 12g　丹皮 12g　川牛膝 12g　青蒿 12g　佩兰 12g　陈皮 12g　姜半夏 12g　苏梗 12g　苍术 9g　黄柏 15g　薏苡仁 15g　苦丁茶 15g　茶树根 15g　寒水石 15g　生甘草 10g

【功效】

凉血清热，利湿通络。

【验案】

李某，男，72 岁。2005 年 7 月 30 日入院。因左足红肿热痛 5 日伴右小趾疼痛 3 日就诊。患者素有痛风病史，双足多次出现肿痛。5 日前无明显诱因下左足出现红肿疼痛，3 日前右小趾亦出现肿痛，无发热，胃纳欠佳，大便数日未行。诊见：左足背及足踝部红肿，边界欠清，肤温高，触痛明显，尤以外踝处最甚，左足屈伸不利，右小趾跖趾关节处略肿，触痛（＋）。舌红，苔薄黄，脉小数。治法：凉血清热，利湿通络。

药用：生地、白花蛇舌草、土茯苓、山慈菇各30g，赤芍、丹皮、川牛膝、青蒿、佩兰、陈皮、姜半夏、苏梗各12g，苍术9g，黄柏、薏苡仁、苦丁茶、茶树根、寒水石各15g，生甘草10g。同时患处外敷金黄膏。服药1周后，大便已调，除左外踝处仍有轻度肿胀，肤色暗红，肤温稍高外，余处红肿消退，行走时左足稍感疼痛，右小趾跖趾关节处肿痛已消，续上法治疗1周，痊愈出院。

（徐杰男．唐汉钧从脾肾论治痛风．浙江中医杂志，2007，42（11）：623）

【按语】

"治外必本诸内"、"外治之法即是内治之理"，对痛风的治疗应该重视内治，内治尤重脾肾，痛风虽然是肌肉、关节、经脉受风寒湿热侵袭所致，但其发病的根本原因是脾气不健，肝肾亏虚。脾失健运，一则不能"为胃行其津液"，而转化为水湿，凝聚成痰浊；二则完谷不化，尤其对厚味、酒食运化不及，而致痰浊内生，滞留于关节。脾虚生化无源，气血无以充养关节经脉，易致痛风，故临床上痛风多见于脾虚肥胖之人。肝肾亏虚，精血不足，筋骨经脉失养或肾司二便功能失调，湿浊内聚，流注于关节、筋骨、肌肉，闭阻经脉，形成痛风。故痛风是本虚标实之证，脾气不健，肝肾亏虚为其本，痰浊、风寒湿热、瘀血闭阻经络为其标。

（十）清浊化瘀方

【方源】

《清浊化瘀方为主治疗痛风性关节炎——附43例疗效分

析》（黄刚，等．中医文献杂志，2005，（2）：41—42）

【组成】

生黄芪 30g　苍术 10g　白术 10g　云茯苓 15g　川厚朴
10g　川黄柏 10g　生薏苡仁 15g　生地 15g　仙灵脾 15g　玉米
须 15g　六月雪 15g　当归 10g　川芎 10g　赤芍 10g　白芍 10g
生甘草 6g

【功效】

健脾益肾，清泄湿浊。

【验案】

林某，男，54 岁。就诊日期：2001 年 4 月 16 日。素体肥
胖，患痛风性关节炎 4 年。1 日前因大量饮用啤酒及猪肾、海
鲜，当夜左足第一跖趾关节灼痛，自服扶他林片，疼痛未缓
解。检查：跛行，左足第一跖趾关节皮肤暗红、肿胀，皮温略
高，压痛明显，舌苔黄腻，脉弦滑。实验室检查：血尿酸值
603μmol/L，白细胞 9.7×10^9/L。诊断为痛风性关节炎急性发
作。辨证为浊毒留滞经络，瘀阻化热。治以内服清浊化瘀方，
加白花蛇舌草 15g，鹿衔草 15g，忍冬藤 10g。左足第一跖趾关
节外敷金黄膏。治疗 3 天后，局部关节红、肿、热、痛消失，
标证已解，缓以图本，内服清浊化瘀方，加广地龙 10g，炙僵
蚕 10g。2 月后复查血尿酸为 383μmol/L。嘱饮食清淡，戒酒。
随访 2 年未复发。

（黄刚，黄燕兴，毛旭明，周阿高．清浊化瘀方为主治疗
痛风性关节炎——附 43 例疗效分析．中医文献杂志，2005，
（2）：41—42）

【按语】

清浊化瘀方以生黄芪、苍白术、云茯苓、川厚朴、川黄柏、生薏苡仁健脾益气化湿；生地、仙灵脾、玉米须、六月雪益肾泄浊；当归、川芎、赤芍活血化瘀；白芍、生甘草缓急止痛；桑枝、川牛膝引经。急性发作期加白花蛇舌草、鹿衔草、忍冬藤清热通络，延胡索止痛；慢性缓解期加广地龙、炙僵蚕搜剔散结，推陈致新。外用金黄膏由如意金黄散调制而成。如意金黄散出自明代陈实功《外科正宗》，方由大黄、黄柏、姜黄、白芷、南星、陈皮、苍术、厚朴、天花粉、冰片等组成，有清热解毒、消肿止痛之功，针对痛风性关节炎急性发作时关节红、肿、热、痛，桴鼓相应。

二、健脾益气，利湿通络

（一）黄春林治疗痛风性关节炎验方

【方源】

《名中医黄春林教授治疗痛风及痛风性肾病之经验》（李芳，等．中医药研究，1999，15（3）：1，10）

【组成】

党参30g　黄芪45g　枸杞子15g　何首乌20g　大黄25g
丹参20g　秦皮15g　车前子20g　土茯苓20g　淫羊藿20g
苍术12g　薏苡仁45g　豨莶草15g　芫花1.5g

【功效】

健脾益气，利湿降浊。

【验案】

余某，男，59岁。因反复关节疼痛5年，多次查血尿酸升高，被诊断为痛风性关节炎，并痛风性肾炎，慢性肾功能不全，肾功能衰竭期。1997年10月9日来诊，查血肌酐480μmol/L，血尿酸520μmol/L，血尿素氮22mmol/L。中医辨证：脾肾气虚，湿浊瘀阻。即给予健脾益气，利湿降浊。处方：党参30g，黄芪45g，枸杞子15g，何首乌20g，大黄25g，丹参20g，秦皮15g，车前子20g，土茯苓20g，淫羊藿20g，苍术12g，薏苡仁45g，豨莶草15g，芫花1.5g。每日1剂。嘱服小苏打1g~2g，每日3次，并控制高嘌呤和蛋白饮食等。至1997年12月底复查，血尿酸为325μmol/L，Scr290μmol/L，无关节疼痛，一般情况良好。

（李芳，徐大基．名中医黄春林教授治疗痛风及痛风性肾病之经验．中医药研究，1999，15（3）：1，10）

【按语】

对于该患者的治疗，主要从两方面着手，一要减少尿酸的生成，减少蛋白的入量及控制高嘌呤饮食可以减少尿酸的来源。芫花所含的芫花素、芹菜素及大黄所含的大黄素对黄嘌呤氧化酶有较强的抑制作用，从而能减少尿酸的合成。二要促进排出。秦皮、车前草、土茯苓、苍术可以促进尿酸从肾的排出；而大黄等通便药可以促进尿酸从大便排出。痛风性关节炎急性发作大多表现为"热痹"，因此原则上应该选用有清热作用的消炎中药，如黄柏、防己、忍冬藤等。

（二）路志正治疗痛风性关节炎验方

【方源】

《路志正教授论治痛风的学术思想》（路洁，等．浙江中医学院学报，2005，29（6）：30—31）

【组成】

苏叶 10g　藿荷梗各 10g　炒苍术 15g　炒薏苡仁 30g　炒杏仁 10g　厚朴 12g　土茯苓 18g　泽泻 12g　山慈菇 10g　益母草 10g　防风己各 12g　萆薢 15g　豨莶草 15g　益智仁 9g　砂仁 6g

【功效】

健脾祛湿，清热助阳化气。

【验案】

患者，男，29 岁，某公司程序员，2003 年 5 月 31 日初诊。

主诉：周身关节疼痛，反复发作 3 年，加重 3 天。

病史：患者自 3 年前左足踝关节突发肿痛，夜痛甚，需服芬必得、百服咛（对乙酰氨基酚）止痛。此后足踝、肘、膝关节游走性疼痛反复发作，时感周身重滞不舒。与气候变化无明显关系。常于劳累、饮食不慎时发作。3 天前左膝关节肿痛，色红，皮温高，不能行走。体查见面部及前胸有散在性暗红色皮下结节。食欲尚佳，但时有腹胀、大便溏薄，因关节肿痛而夜眠不安。舌质暗，苔薄黄而腻，脉沉涩。

中医诊断：痛风。

西医诊断：痛风性关节炎。

中医辨证：脾虚湿盛，郁久化热，湿热阻滞。

治法：健脾祛湿，清热助阳化气。

处方：苏叶10g，藿荷梗各10g，炒苍术15g，炒薏苡仁30g，炒杏仁10g，厚朴12g，土茯苓18g，泽泻12g，山慈菇10g，益母草10g，防风己各12g，萆薢15g，豨莶草15g，益智仁9g，砂仁6g。7剂。

二诊：服药后关节疼痛明显缓解，红肿已消，胸背疼痛症状减轻，现仍感关节乏力，僵涩，纳谷尚馨，脘闷腹胀，睡眠尚安，大便溏薄，小便短黄。舌质暗红，苔薄黄、根腻，脉沉细而涩。治宗上法，稍事加减：去苏叶、豨莶草、益母草、益智仁、藿梗，以免祛风过而伤正，加大腹皮12g，姜半夏10g，炒枳实15g，车前子15g（布包），苏荷梗各10g（后下）以增行气祛湿之力，继服14剂。同时给予中药局部外洗，处方：防风己各15g，当归12g，炙乳没各6g，山甲珠10g，络石藤10g，地肤子20g，忍冬藤15g。14剂。

三诊：药后膝关节红肿疼痛已除，唯站立久则肢体酸软，纳可，大便时溏。舌体胖，舌尖红，苔薄白，脉沉滑。证属湿热渐去，而正虚日显。治宜健脾扶正，祛湿通络。处方：太子参15g，炒苍术12g，炒薏苡仁20g，炒杏仁10g，厚朴花12g，姜半夏10g，土茯苓20g，砂仁6g（后下），萆薢15g，防风己各12g，山慈菇10g，青风藤15g，夜交藤15g，益母草15g，虎杖15g，牡丹皮10g。12剂。此后，时因工作紧张，痛风复发，左膝关节活动不利，微红肿，夜间疼痛为甚，发热，汗出，伴乏力。饮食可，夜寐差，多梦，腹胀，大便溏，小便黄。舌苔薄黄，尖边红、有齿痕，脉沉滑小数。则治守前法、方剂，重在清热利湿，通络止痛，加用黄柏10g，松节15g，地龙 12g 等。并辅以茶饮方以增强疗效，则可很快缓解。茶饮处方：太子参 10g，炒薏苡仁 30g，赤小豆 30g，厚朴花 12g，玫瑰花 20g，玉米须 40g。10 剂。药后关节肿痛已消，唯站立久，无力而紧缩感，胃脘不适已除，纳可，大便每日晨起一行。舌胖暗、有齿痕，苔薄黄且腻。属湿热清而寒湿之象显露，治宜益气健脾，疏风利湿通络。处方：生黄芪 20g，茯苓 18g，炒薏苡仁 20g，泽泻 10g，炒苍白术各 10g，青风藤 15g，络石藤 15g，萆薢 15g，桃仁 10g，杏仁 10g，鹿衔草 12g，松节 15g，防己 12g，忍冬藤 15g，车前草 15g，砂仁 6g（后下），全蝎 4g。20 剂。药后病情平稳。大便每日 1～2 次，偶不成形。舌质淡，尖红，苔薄白、根微腻，脉沉滑。即见效机，治宗前法，守方增减再进 14 剂。并嘱注意饮食宜忌，调理巩固之。至今尿酸、血脂正常，未再复发。

【按语】

本案患者形体丰硕，痰湿素盛之质，平素嗜食生冷，损伤脾肾，纳化失健，肾气不足，分清泌浊失职。且工作紧张，常加夜班，缺乏运动，则湿浊内停，日久蕴热，加之肥人多气虚，风湿之邪又乘虚而入。风为阳喜动，湿为阴邪重浊，内外相合酿成湿热，痹阻经脉关节，蓄于骨节之间，故见肘、膝、足踝关节游走性疼痛，周身重滞不舒。湿热下注膀胱，气化不利，则见小便短黄；湿热阻滞大肠则致便溏，或黏滞不爽。其治采取中药内服与外洗以及茶饮和适度功能锻炼等综合疗法，内服以芳化、畅中、淡渗三法为主，仿三仁汤、藿朴夏苓汤之意加减以调理脾肾功能，而药物外洗可直接作用于局部，以提高疗效，故痛风缓解明显，红肿消退快速。而标证稍缓之后，气虚等他经之象显露，故加重黄芪、苍术、白术、砂仁以益气健脾温中之力。治疗中主要以益气疏风、健脾祛湿、活血通络为大法。盖取前人"治风先治血，血行风自灭"之意，先后迭治九诊，三年之痛风，得以缓解和控制。

（路洁，魏华．路志正教授论治痛风的学术思想．浙江中医学院学报，2005，29（6）：30—31）

（三）章真如治疗痛风验方

【方源】

《章真如治疗痛风经验》（刘惠武．甘肃中医，2000，13（4）：12—13）

【组成】

苍术 10g　白术 10g　牛膝 10g　黄柏 10g　薏苡仁 10g　木瓜 10g　忍冬藤 10g　夜交藤 10g　细辛 3g　秦艽 10g　茯苓 10g　威灵仙 10g　桑枝 30g　木香 10g

【功效】

健脾化湿，清热通络。

【验案】

邓某，男，80 岁。患者半年前左踝关节突然肿痛，影响行走，有时伴有低热，住院检查血尿酸为 9.3g/L，诊为"痛风"，用布洛芬、消炎痛治疗后肿痛消失，但停药观察，肿痛复发，有时服药期间也发作，服药时，血尿酸可降至正常，停药则又升高，并反复腹泻，于是改服中药治疗。诊其脉沉细，舌质暗淡，舌苔黄腻。辨证为湿热壅滞经络，治拟健脾化湿，清热通络。处方：苍术 10g，白术 10g，牛膝 10g，黄柏 10g，薏苡仁 10g，木瓜 10g，忍冬藤 10g，夜交藤 10g，细辛 3g，秦艽 10g，茯苓 10g，威灵仙 10g，桑枝 30g，木香 10g。服上方10 剂，肿痛全消，嘱停服布洛芬、消炎痛，仍拟上方加减服用三十余剂，关节肿痛未再发作，复查血尿酸正常。遂改服膏剂治疗，膏剂处方为：黄芪 80g，白术 60g，茯苓 60g，党参100g，苍术 60g，牛膝 60g，黄柏 60g，细辛 20g，秦艽 60g，威灵仙 60g，薏苡仁 100g，防己 60g，桑枝 100g，丹参 60g，川芎 60g，当归 60g，赤芍 60g，山药 100g，川续断 60g，独活60g。上方一剂浓煎去渣，加糖 1500g 收膏。上方服完后，长期追访多年未复发。

（刘惠武．章真如治疗痛风经验．甘肃中医，2000，13（4）：12—13）

【按语】

章真如治疗痛风紧紧扣住湿热阻滞、经络不通病机，主张清热利湿为治疗痛风的大法。并宗二妙散、三妙散及四妙勇安汤之义立方。常用基本方忍冬藤、当归、玄参、甘草、牛膝、苍术、黄柏、秦艽等。对于反复发作，迁延日久不愈而兼有气血不足、肝肾两虚者，可酌加补益气血、滋养肝肾之品。

（四）六君子汤

【方源】

明·虞抟《医学正传》

【组成】

党参 10g　苍术 10g　金钱草 12g　土茯苓 10g　川牛膝10g　生薏苡仁 10g　地龙 10g　茯苓 10g　泽兰 10g　宣木瓜

10g　晚蚕砂 10g　桑枝 10g

【功效】

健脾运湿，化痰通络。

【验案】

李某，男，45 岁。建筑工人（工程承包人），江宁铜山人，1998 年 7 月 11 日初诊。右下肢外踝红肿 1 周，疼痛剧烈，不能行走，刻诊见外踝关节肿胀，色泽紫暗，形体肥胖，身高1.64 米，体重 78 千克。1 周前，因工程竣工招待宴席，自己作陪。现口干思饮，大便 2 日未行，脉沉弦，舌质淡红，苔黄腻，否认以往有类似病史，查血尿酸 842.98μmol/L，血沉8mm/h，类风湿因子"阴性"，抗"O"＜500U，尿 pH 5。

诊断：痛风。

辨证：痰浊阻滞型。

治法：健脾运湿，化痰通络。

方药：六君子汤加减。药用党参 10g，苍术 10g，金钱草12g，土茯苓 10g，川牛膝 10g，生薏苡仁 10g，地龙 10g，茯苓10g，泽兰 10g，宣木瓜 10g，晚蚕砂 10g，桑枝 10g。先服 5剂，局部敷膏药止痛，1 日 1 换。

复诊：1 周后外踝关节恢复原状，行走如常态，再服前方巩固疗效，20 天后复查血尿酸 193μmol/L，以后追访未复发。

（罗和古等．外科医案（上册）．中国医药科技出版社，2005：541—542）

【按语】

本例是肥胖型患者，虽无既病史，但形体肥胖，"肥人多痰",又常在工地（湿地）上工作，此次发病是因痰湿阻滞、脾虚运化失司所致，身体肥胖者痛风发病率高，国外报道，痛风病人中60%～70%是肥胖型，经常超量摄入富含嘌呤、蛋白质等高热能的食品及酗酒的人群，宴会不断者约占30%以上。本例发病也是在参加宴席后而突然发病，与饮酒、摄入高嘌呤食物有一定的关系。

（五）邓伟治疗痛风验方

【方源】

《健脾解毒泄浊法治疗痛风性关节炎》（邓伟．中药材，2003，26（6）：466—467）

【组成】

云茯苓12g　生姜皮12g　野菊花15g　桑白皮15g　金银花15g　紫背天葵9g　大腹皮15g　紫花地丁12g　陈皮10g　蒲公英15g

【功效】

健脾解毒，泄浊利湿。

【验案】

患者，男，65岁。2002年6月初诊，自诉右第一跖趾关节红肿疼痛5天，5天前因食鱼虾之后出现右第一跖趾关节红肿疼痛，并有灼热感，自诉口服抗生素及消炎镇痛药后效果欠佳，遂来我院门诊就诊。症见：右第一跖趾关节红肿、疼痛、局部灼热，口干口苦，小便稍黄，纳可，舌质淡，苔薄黄微腻，脉滑略数。查血尿酸563μmol/L，血沉38 mm/h，类风湿因子（－），尿常规正常。西医诊断为痛风；中医诊断为痹证，证属脾虚湿热毒邪下注。药用云茯苓12g，生姜皮12g，野菊花15g，桑白皮15g，金银花15g，紫背天葵9g，大腹皮15g，紫花地丁12g，陈皮10g，蒲公英15g。3剂。3日后复诊，关节肿痛有所减轻，无灼热感，守原方4剂，疼痛完全消失，少有肿胀无灼热感，患者乏力，口淡神疲，舌质淡，苔略白腻，脉沉濡，守原方加黄芪18g，续服3剂后临床症状消失，查血尿酸352μmol/L，嘱患者勿食海鲜、动物内脏等膏粱之品，戒烟酒，多食水果、蔬菜、多饮水，至今随访未有复发。

（邓伟．健脾解毒泄浊法治疗痛风性关节炎．中药材，2003，26（6）：466—467）

【按语】

该病案治疗以补脾解毒泄浊为大法，以五皮饮合五味消毒饮加减，取得满意效果，方以五皮饮以皮治皮，健脾理气，消肿泄浊；五味消毒饮清热解毒，消肿止痛；少佐川牛膝以活血；气虚者加黄芪以补气托里；阴虚者加龟板滋阴清热。以上诸药，合而为用，标本兼治，共奏补脾解毒泄浊之功。现代医学研究表明：五皮饮有利尿、促进尿酸排泄、降低血尿酸的作用，五味消毒饮有抗炎、抗变态反应、解热利尿的作用，两方合用既能降低血尿酸，又能很快地控制症状，充分体现了中医药治疗痛风性关节炎的优势。

（六）升阳益胃汤

【方源】

元·李东垣《脾胃论》

【组成】

黄芪 30g　太子参 20g　炙甘草 6g　薏苡仁 30g　白芍 9g　羌活 5g　独活 5g　陈皮 5g　升麻 5g　柴胡 5g　黄连 9g　黄柏 15g　土茯苓 40g　萆薢 15g　泽泻 12g　泽兰 12g　秦艽 12g　虎杖 12g　徐长卿 30g

【功效】

健脾益胃，清热利浊。

【验案】

兰某，男，56岁，住院号为0271，系江西省吉安县粮食局干部。患者因关节游走性红肿热痛，反复发作近十年，尤其左膝及双足第一跖趾为甚。在当地按风湿热和痛风给予消炎痛、强的松、雷公藤片、丙磺舒等治疗，病情仍时隐时剧。1994年8月因经商在外，饮食作息不规律，进餐又不节制肥甘，致使病情加重来我院治疗，门诊以类风湿病收住我科。经检查患者精神疲乏，形体丰硕，自汗，食欲不振，腹胀，便溏，尿黄，双膝及足趾关节红肿热痛且拒按，血尿酸为577μmol/1，舌质暗红，舌体胖，边有齿迹，苔微黄而腻，脉弦。中医诊断为痹证，西医诊断为痛风。拟予升阳益胃汤加减：黄芪30g，太子参20g，炙甘草6g，薏苡仁30g，白芍9g，羌活、独活、陈皮、升麻、柴胡各5g，黄连9g，黄柏15g，土茯苓40g，萆薢15g，泽泻、泽兰、秦艽、虎杖各12g，徐长卿30g。服用7剂后病情大减，再进半月，肿痛十去八九，又进一旬诸症悉除，血尿酸为213～201μmol/L之间，健康出院，即返原地工作。

（李军，李振华．健脾益胃、清热利浊治疗痛风 51 例疗效观察．中国中医基础医学杂志．2002，8（10）：56—57）

【按语】

该病多为禀赋不耐，高腴过分，酒食越度，致使脾胃升降失调，水谷不归正化，亦致肾间受脾下流之湿气，日久变为湿热浊毒、滞壅血中，终则瘀结为患。在治法上拟以健脾益胃、清热利浊，方仿李东垣升阳益胃汤化裁。是方为参、芪、术、草补脾益胃，佐以羌、独、升、柴以助阳升；秦艽、防己、泽泻以渗湿邪；白芍之酸收用以和营，防其辛散之峻厉而敛之；更益连、柏、土茯苓、徐长卿、萆薢、泽兰、虎杖等清热利湿，促进浊毒泄化、解除瘀结之机转，推陈致新，增强疗效。现代医学认为，秦艽、薏苡仁、徐长卿、防己，对酸性关节炎、蛋清性关节炎有不同程度的消炎、镇痛、镇静作用，减轻关节的肿胀，尤其是防己、土茯苓、萆薢、泽泻合用，不仅增加水分的排泄，对尿毒、尿酸、氯化钠的排泄也同时增加。临床运用此法，治疗痛风急性发作期的治疗作用不及秋水仙碱迅速，但连续治疗尤其是发作间隙期，慢性期治疗效果令人满意。

（七）神仙百解散

【方源】

宋·《太平惠民和剂局方》

【组成】

茵陈　柴胡　前胡　人参　羌活　独活　甘草　苍术　干葛　白芍　升麻　藁本　藿香　白术　半夏

【功效】

祛风除湿，清热解毒，健脾养血。

【验案】

黎某，男，55 岁。因全身关节疼痛反复发作 1 年而初诊。患者于 1997 年 2 月起，全身腕、肘、膝关节及足部各关节疼痛难忍，常在夜半时突感疼痛加剧而惊醒，伴有发热、头痛、厌食等症状。来我院就诊，查血清尿酸 480μmol/L，诊断为"痛风"，给予秋水仙碱等药治疗。但患者不堪忍受西药不良反应之苦，要求服中药，求治于予。症见恶风、发热，有汗热不解，关节红肿热痛，手拒触近，口渴喜饮，小便黄赤，舌红，苔黄，脉弦数。投以神仙百解散加忍冬藤、黄柏、茵陈各30g，柴胡 15g，前胡 10g，党参 10g，羌活 15g，甘草 10g，苍术 15g，干葛 15g，白芍 15g，升麻 5g，防风 15g，藁本 15g，藿香 10g，白术 10g，半夏 10g。连服 5 剂，汗出溱溱，身热疼痛大减。服 10 剂后，红肿亦退，疼痛消失。守方 3 个月后，血清尿酸正常，诸症皆除，随访 2 年，未见复发。

（谭艳君．神仙百解散临证新用三则．实用中医内科杂志，2002，16（4）：201）

【按语】

神仙百解散出自《太平惠民和剂局方》。由茵陈、柴胡、前胡、人参、羌活、独活、甘草、苍术、干葛、白芍、升麻、藁本、藿香、白术、半夏组成。本方有祛风除湿、清热解毒、健脾养血之功效，原方将它列为治疗感冒瘟疫瘴气之列。细察此患者，舌红，苔黄，脉弦数。患部关节红肿热痛症非阴性。

邪热毒气已属显然。方用茵陈、柴胡、前胡、干葛、升麻、黄柏、忍冬藤清热利湿，泻火解毒；羌活、独活、防风、藁本、藿香、半夏祛风除湿，通经络，利关节；党参、甘草补中益气，健脾和中；白芍益血养营，缓急止痛。诸药合用而获奇效。

（八）张云祥治疗痛风验方二

【方源】

《中医药治疗痛风病举隅》（张云祥．北京中医，2006，25（2）：111）

【组成】

党参15g　白术12g　茯苓30g　甘草6g　莲子肉12g　山药10g　砂仁6g　炒薏苡仁30g　扁豆12g　陈皮12g

【功效】

健脾化湿。

【验案】

患者，男，43岁，1997年11月3日初诊。患者自感右踝关节反复疼痛2年余，曾去协和医院求治，诊断为痛风，服用秋水仙碱控制病情。来诊时纳呆，面色无华，周身乏力，大便溏薄，舌质淡红，苔水滑，脉沉细无力。中医辨证：脾虚湿困。治法：健脾化湿。方药：党参15g，白术12g，茯苓30g，甘草6g，莲子肉12g，山药10g，砂仁6g，炒薏苡仁30g，蕹蓄12g，陈皮12g。7剂后再诊，患者饮食增加，面色转润，大便已成形，自觉有力，舌质淡红，苔薄白，脉沉细无力。拟上方加炙黄芪30g，木瓜6g，又助脾之运化，7剂。1997年11

月 20 日三诊：患者自觉症状消失，停服西药，改服人参健脾丸早晚各 1 丸以善其后。1998 年 4 月 15 日追访，患者未发病而痊愈。

（张云祥．中医药治疗痛风病举隅．北京中医，2006，25（2）：111）

【按语】

对痛风的治疗一要注意利湿化浊。各期证候无论寒热虚实均兼湿邪，湿性重着黏腻，缠绵难愈，故利湿化浊法当贯穿治疗始终。二要注意活血化瘀。痛风各期均表现血分症状，急性期宜凉血活血，慢性期宜化瘀散结，肾病期应行祛瘀。三要注意使用虫类药。痛风易反复发作，久病入络，痰瘀凝结，尤其是慢性期或肾病期结节形成，一般药物难迅速见效，此时加入虫类药如全蝎、蜈蚣、僵蚕、地龙、穿山甲等可起到搜风祛邪，通经活络，破结软坚之功，提高痛风治疗效果。

（九）防己黄芪汤

【方源】

汉·张仲景《金匮要略》

【组成】

防己 15g　白术 15g　赤芍 15g　泽兰 15g　黄芪 25g　炙甘草 10g　土茯苓 50g　川草薢 30g　蚕砂 30g　全蝎 7g

【功效】

益气健脾，泄浊化瘀。

【验案】

余某，男，58 岁。患者因右第 1 跖趾关节及手指多个关节反复疼痛8年，于1989年6月13日就诊。1984年曾因多个关节疼痛发作，被确诊为痛风性关节炎，当时血尿酸880μmol/L，曾服别嘌呤醇、秋水仙碱等治疗，因胃肠道反应明显和转氨酶升高而自动停药。现症见跖趾关节疼痛，且右侧第一跖趾关节稍外突变畸，局部轻压痛，无灼热感，困倦疲乏，胃纳可，两便正常，舌淡，苔白腻，脉滑。查血尿酸694μmol/L，血沉30mm/h，肝功能及转氨酶均正常。证属脾虚夹湿，瘀浊阻滞，流注关节。治以益气健脾、泄浊化瘀。方选防己黄芪汤加味。处方：防己、白术、赤芍、泽兰各15g，黄芪25g，炙甘草10g，土茯苓50g，川萆薢、蚕砂各30g，全蝎7g。每日1剂，连服5剂，自觉精神好转，守方进服2月，复查血尿酸310μmol/L，血沉8mm/h，随后每月间歇服前方10剂，调治3个月以巩固疗效。患者经3年追踪，不定期复查血尿酸、血沉均正常，期间继服前方调理，病情稳定，未再发作。

（陈马环. 痛风性关节炎中医治疗的体会. 新中医，1993，25（4）：39—40）

【按语】

土茯苓有解毒除湿、利关节之功，川萆薢有祛风湿、利关节、分清浊之效，蚕砂能祛风除湿，活血定痛，《本草求真》谓：蚕砂"为风湿之专药"。三药合用，祛风除湿、分清别浊、通络定痛之力更强。验之临床，不单能使关节疼痛缓解，且能降低血尿酸，其机理有待进一步探讨。此三药临床宜用较大剂量，笔者常用土茯苓50g～100g，川萆薢30g～50g，蚕砂30g～50g，以增强泄浊利湿之力。

（十）李明星治疗痛风验方

【方源】

《清热利湿健脾通络汤治疗急性痛风性关节炎 46 例》（李明星．新中医，2003，35（1）：56—57）

【组成】

党参 20g　怀牛膝 20g　土茯苓 30g　薏苡仁 60g　防己 15g　秦艽 15g　苍术 15g　黄柏 12g　车前子 12g　忍冬藤 18g　海桐皮 18g

【功效】

清热利湿，健脾通络。

【验案】

林某，男，56 岁，干部，1999 年 10 月初诊。患者平素嗜食肥甘厚腻之品，嗜饮酒，形体肥胖。5 年前开始患高血压病、高脂血症、糖尿病，未予系统治疗。前天因进食大量鳗鱼及鸡内脏后，于昨晚午夜突发拇趾剧烈疼痛，患趾关节红、肿、热、痛及活动受限，伴发热，厌食，乏力。血检：ASO < 500U，C 反应蛋白试验、类风湿因子试验均阴性，BUA580μmol/L，WBC12.4 × 10^9/L，ESR36mm/h，滑囊液中白细胞内有双折光现象及针形尿酸盐结晶，舌微红，苔浊腻，脉滑数。诊为急性痛风性关节炎，即予清热利湿健脾通络汤加防己、泽泻各 12g。局部外敷金黄膏。服药次日症状减轻，用药 1 周后症状明显减轻。继续以上方加减治疗 40 天，查血尿酸降至正常。临床症状消失后，嘱患者戒酒，避食肥甘厚腻及高嘌呤饮食。随访 2 年未复发。

（李明星. 清热利湿健脾通络汤治疗急性痛风性关节炎46例. 新中医，2003，35（1）：56—57）

【按语】

患者随着年龄增长，发病率渐高，且形体多肥胖，此为素体脾虚，复加饮食不节，嗜食肥甘厚味，损伤脾胃，不仅运化功能失调，而且反酿湿浊，外注皮肉关节，内留脏腑而发病。患者多见神疲、乏力等脾虚证候，病位虽在关节，其本在脾。本病多湿浊，湿性重浊黏滞，留滞脏腑经络，阻滞不畅，又影响脾运，形成恶性循环，故患者血尿酸增高到一定程度后，终必突发骨关节肿痛及引起尿道结石。现代医学认为，本病主要因血中尿酸过度增加引起，而进食过多高嘌呤食物会使血尿酸升高，严格限制高嘌呤饮食非常重要。多饮水使尿量达到每天2500ml～3000ml，促进尿酸排泄，肾功能不全不宜过多饮水者，应补充足量B族维生素和维生素C，多吃新鲜蔬菜水果，利于尿酸排出。

三、清热利湿，调补肝肾

（一）吕承全治疗痛风验方一

【方源】

《吕承全治疗痛风经验总结》（吕宏生，等. 河南中医药学刊，1994，9（2）：22—23）

【组成】

生石膏60g　薏苡仁30g　知母15g　威灵仙15g　赤芍15g　仙灵脾15g　川芎10g　红花10g　郁金10g　木瓜10g　延胡索10g　肉苁蓉10g　巴戟天10g

【功效】

清热利湿，活血通络，调补肝肾。

【验案】

毕某，女，46 岁，1988 年 4 月 29 日初诊。

主诉：关节肌肉疼痛反复发作 4 年，加重 5 月余。

病史：患者平素进食荤腻之品则关节肌肉疼痛发作，未及时诊治，5 个月前因子宫肌瘤手术治疗，术后全身关节疼痛加剧，夜间尤甚。

检查：四肢关节红肿、疼痛拒按，左手次指中间关节有一硬结，牢如石，两耳根痛，两耳郭皮下有散在硬结，查体温 38.1℃，类风湿因子（－），血沉 20mm/h，血尿酸 650.4μmol/L。舌质红，苔薄黄，脉弦细数。

中医诊断：痛风，证属禀赋不足，湿浊内蕴，复因手术，气血两虚，湿郁化热，痹阻经络关节。

治则：清热利湿，活血通络，调补肝肾。

方药：生石膏 60g，薏苡仁 30g，知母、威灵仙、赤芍、仙灵脾各 15g，川芎、红花、郁金、木瓜、延胡索、肉苁蓉、巴戟天各 10g。水煎服。

二诊：上方服 6 剂，周身关节痛明显减轻，身热已退，下肢足踝与大趾关节仍肿痛，脉沉细，舌质红，苔白，湿热已减，故守上方去郁金、肉苁蓉，加炒苍术 10g，防己 15g，继服。

三诊：上方服用 12 剂，下肢关节肿痛基本缓解，舌质红，苔白，脉沉细，复查血尿酸 438μmol/L，证属湿浊余邪未净，继用清热利湿，活血通络，调补肾气法巩固疗效。生石膏

50g，薏苡仁、丹参各 30g，知母、川牛膝各 15g，木瓜、郁金、川芎、丹皮、桃仁、红花、三棱、莪术、肉苁蓉各 10g。6 剂，水煎服。1989 年 12 月追访，患者一年余未犯病。

（吕宏生，彭勃．吕承全治疗痛风经验总结．河南中医药学刊，1994，9（2）：22—23）

【按语】

该患者由于肾气不足，气血亏虚，气化不利，脾胃虚弱，恣食肥腻，痰湿内蕴，而致湿浊化生，湿浊虽为阴邪，但宿食停聚等就可从阳化热，湿热蕴蒸，痹阻经络关节，而致发热，关节肿痛不止，夜间尤甚。治疗时宜清热利湿，佐以活血通络急治其标以缓解疼痛，以白虎汤为主方，配伍清热利湿、活血通络之品，临床应用，收效显著。

（二）李向农治疗痛风验方

【方源】

《内科疑难病名家验案 1000 例评析》（中册）（田元祥等主编．中国中医药出版社，2005）

【组成】

西洋参 8g（另炖）　太子参 30g　桑枝 30g　白茅根 30g　麦冬 10g　茯苓 10g　丹皮 10g　山萸肉 10g　泽泻 10g　郁金 10g　生地 25g　怀山药 20g　石斛 20g　宽筋藤 20g　羚羊角 5g（另煎服）

【功效】

清热通络，祛风除湿，滋补肝肾。

【验案】

梁某，男，62岁，农民。2年前开始出现双膝、踝关节疼痛，他医每以"风湿性关节炎"治疗，反复注射泰必治、康宁克通等激素类药物，疼痛虽缓解一时，但病证反复发作，日渐加重。并因用激素治疗导致胃溃疡应激性出血，已行胃溃疡切除术。近一个月来双膝、踝关节肿胀加重，疼痛难忍。于1991年11月6日前来诊治。患者不能行走，需由家人背负而来。诊见其面色萎黄，形羸骨瘦。双下肢屈伸不利，不能站立，患部有灼热感，双膝肿大形如鹤膝，两踝肿大更甚。局部X线摄片、抗"O"、血沉、类风湿因子、血常规等，未发现有阳性征，血尿酸为606.9μmol/L，西医诊为痛风性关节炎，中医诊为热痹。考虑患者有胃溃疡病，用西药嘌呤醇类不良反应较大，故采用中药配合针灸治疗。治宜清热通络，祛风除湿，滋补肝肾。处方：西洋参8g（另炖），太子参、桑枝、白茅根各30g，麦冬、茯苓、丹皮、山萸肉、泽泻、郁金各10g，生地25g，怀山药、石斛、宽筋藤各20g，羚羊角5g（另煎服），连服3剂。针灸以局部与循经取穴为主，第一组穴位：内外膝眼（双）、丘墟（双）、解溪（双）、阳陵泉（双），泻法；足三里（双），补法，接6805电针仪留针30分钟，外加委中穴放血，隔天1次。第2组穴位：梁丘（双）、申脉（双）、商丘（双）、行间（双）、阴陵泉（双）、鹤顶（双），用泻法；三阴交（双）、太溪（双），用补法，接通6805电针仪留针。两组穴位每天交替取穴，共3天。

二诊：11月9日。疼痛减轻，夜能安睡，精神好转，舌红，苔黄，脉细数。上方加土鳖虫、地龙各10g，3剂。针灸如前。

三诊：11 月 12 日。精神转佳，面色红润，肿胀大减，已能下地慢行。再以前方加减。处方：西洋参 5g（另炖），太子参、白茅根各 30g，石斛、茯苓、生地、宽筋藤、怀山药各 20g，山萸肉、丹皮、泽泻各 10g。针灸两组穴位交替进行。半月后，关节肿痛完全消退，基本痊愈。后以益气养胃补肾方善后，并嘱其注意饮食，防其复发。随访 2 年未见复发，能进行日常劳动。

（田元祥等．内科疑难病名家验案 1000 例评析（中册）．中国中医药出版社，2005：156）

【按语】

该病案中治疗以针药并施，也获得了满意的疗效。用药以益气养阴补肾为主，配以清热凉血通络；针灸以阴阳平衡之法，肝、脾、肾三经同施，调补阴阳。其后虽数易其方，而其法不变，半月后而愈。

（三）张云祥治疗痛风验方三

【方源】

《中医药治疗痛风病举隅》（张云祥．北京中医，2006，25（2）：111）

【组成】

吴茱萸 15g　熟地黄 15g　山药 15g　茯苓 30g　全蝎 9g
丹皮 12g　当归 12g　桃仁 12g　赤芍 12g　地龙 12g　红花 12g
怀牛膝 12g　川芎 12g　丹参 15g　僵蚕 12g　甘草 6g

【功效】

滋补肝肾，化痰通络。

【验案】

患者，女，65岁。2000年1月9日初诊。患者病痛风十余年，现左拇指已变形，表现为左拇指关节疼痛，形体消瘦，腰酸乏力，舌质淡红，脉细无力。中医辨证：肝肾亏损，痰瘀阻络。立法：滋补肝肾，化痰通络。药用六味地黄汤合血府逐瘀汤加减：吴茱萸15g，熟地黄15g，山药15g，茯苓30g，全蝎9g，丹皮12g，当归12g，桃仁12g，赤芍12g，地龙12g，红花12g，怀牛膝12g，川芎12g，丹参15g，僵蚕12g，甘草6g。7剂后再诊：患者左拇指关节疼痛减轻，腰酸乏力是症亦好转，舌质淡红，脉红无力，宗上方继服10剂。诊时患者诸症悉除，形体渐丰，舌质淡红，苔薄白，脉缓有力。拟法治之佐以健脾和胃。方药为：山萸肉15g，茯苓30g，白术12g，山药12g，桃仁12g，丹参30g，赤芍12g，牛膝12g，狗脊15g，寄生30g，佛手12g，香橼12g。2000年2月9日复诊：患者无明显不适而停药，半年后随访，病情稳定，无复发。

（张云祥．中医药治疗痛风病举隅．北京中医，2006，25（2）：111）

【按语】

在痛风的治疗中一要注意利湿化浊。各期证候无论寒热虚实均兼湿，湿性黏腻，缠绵难愈，故利湿化浊法当贯穿治疗始终。二要注意活血化瘀。痛风各期均可表现血分症状，急性期宜凉血活血，慢性期宜化瘀散结，肾病期应行祛瘀。三要注意使用虫类药。痛风易反复发作，久病入络，痰瘀凝结，尤其是慢性期或肾病期结节形成，一般药物难迅速见效，此时加入虫类药如全蝎、蜈蚣、僵蚕、地龙、穿山甲等可起到搜风祛邪、通经活络、破结软坚之功，提高痛风治疗效果。

四、益气养阴，利湿化瘀

（一）时振声治疗痛风验方

【方源】

《时振声教授治疗痛风性肾病的经验》（倪青，等．江苏中医，1997，18（1）：6—7）

【组成】

太子参15g　生黄芪15g　生地10g　茯苓15g　泽泻15g
焦山楂30g　苏叶10g　丹参30g　生侧柏30g　马鞭草30g
桑寄生15g　白花蛇舌草30g　石韦15g

【功效】

气阴双补，利湿化瘀。

【验案】

徐某，男，61岁。1995年3月19日初诊。患者述1987年5月突发右足大趾红肿热痛去某院就诊，住院检查后诊为"痛风性肾病"，予以"别嘌呤醇"等西药治疗后好转，但尿检一直不正常。遂来诊求治。刻诊：腰酸腰胀，神疲乏力，下肢稍肿，纳可，口干喜饮，手足心热，大便调，尿黄，舌质淡有齿痕，脉弦细。尿检示：PRO（＋＋），BLD（＋＋＋），RBC0~3/HP。血生化示：BUN（血尿素氮）612mmol/L，Scr

（血清肌酐）125mmol/L，UA（尿酸）633.9μmol/L。辨证属气阴两虚，夹瘀夹湿。治以气阴双补，兼利湿化瘀。方用参芪地黄汤加减：太子参15g，生黄芪15g，生地10g，茯苓15g，泽泻15g，焦山楂30g，苏叶10g，丹参30g，生侧柏30g，马鞭草30g，桑寄生15g，白花蛇舌草30g，石韦15g。服药1月后，患者无明显自觉症状，腰不痛，下肢无水肿。尿常规示：PRO（±~+），BLD（+~++），余（-）。仍嘱按原方继服1月。服药二十余日后，患者不慎感冒，咽干咽痒，头痛咳嗽，无寒热，舌质红，苔薄腻，脉浮细数。查尿常规：PRO（++++），BLD（+++），RBC6~12/HP，余（-）。本属气阴两虚，今外感风寒湿热之邪，拟以祛邪为主，方用银翘散加减：金银花30g，连翘10g，桔梗6g，前胡10g，牛蒡子10g，杏仁10g，橘红10g，浙贝母10g，荆芥穗10g，淡竹叶10g，薄荷6g（后下）。上方服5剂后感冒平复。尿检示：PRO（+），BLD（-），RBC0~3/HP。患者腰痛，手胀，脚稍肿，腿沉，阴囊潮湿，口苦不黏，口干喜饮，大便偏稀，每日1~2次，尿黄，舌质暗红，脉弦细。本为脾肾气阴两虚之证，现脾虚突出，水湿、湿热、瘀血兼夹。改用健脾利湿，佐活血化瘀、清热凉血之剂，方用当归芍药散加味：当归10g，赤芍15g，川芎10g，白术10g，土茯苓30g，泽泻15g，桑寄生15g，牛膝10g，车前子30g（包煎），赤小豆15g，冬瓜皮30g，生侧柏30g，马鞭草30g，焦山楂30g，生薏苡仁30g，萆薢10g。服药2周后，诸症减轻，患者无明显不适。尿检示：PRO（-），BLD（-），RBC0~2/HP，余（-）。舌质红，脉弦细。仍属气阴两虚之证，3月19日方：生地改为熟地10g，石韦改为10g，继服。上方连服2月，血生化检查BUN、

Scr、UA 等均正常。尿检多次 PRO（－～±），BLD（－）。仍以本方加减调治以巩固疗效，随访至今未复发。

（倪青，丁红．时振声教授治疗痛风性肾病的经验．江苏中医，1997，18（1）：6—7）

【按语】

痛风性肾病主要是尿酸盐结晶沉积于肾间质及肾小管引起的肾小管－间质病变，晚期肾间质纤维化及肾小管萎缩导致肾小球缺血、硬化，而最终发展为慢性肾功能衰竭。本例患者发现较早，仅出现蛋白尿、镜下血尿和血尿酸升高，肾功能尚正常。通过益气滋肾、清热利湿，尿检好转，症状减轻。由于病程中感冒而症状有所加重，待感冒平复、水湿消退后仍以益气滋肾为主，使尿检、血生化指标趋向正常，症状基本消失，病情向好的方面发展。于是时振声教授仍以益气滋肾为主以治其本，避免病情再反复，巩固了疗效。

（二）人中白汤

【方源】

《人中白汤治疗 17 例痛风症的疗效观察》（陈小燕．中华实用中西医杂志，2002，（1）：74）

【组成】

煅人中白 30g　净蝉衣 20g　露蜂房 30g　川黄柏 12g　生薏苡仁 30g　制苍术 15g　炒丹皮 10g　车前子 10g（包煎）香白芷 30g　苍耳子 30g　生石膏 60g　桑寄生 10g　生白芍 10g　小生地 20g　山萸肉 10g　土茯苓 10g　粉草薢 20g　知母 10g

【功效】

消肿化瘀止痛，滋阴补肾。

【验案】

男，53 岁，2 年来在右下肢足拇趾及足跟红肿疼痛，时发时止，足拇趾第一趾关节可触及黄豆大小尿酸结石，在乡卫生院服消炎痛、布洛芬，平时经常饮酒，应酬频繁，有高血压、高血脂病史，于 1998 年 4 月 18 日来我处就诊，查血尿酸 668μmol/L，步履艰难，右下肢足拇趾及足跟红肿疼痛，苔厚腻，舌质淡，脉滑、右脉实，人中白汤加法半夏 12g，陈胆星 6g，郁金 10g，明矾 6g，分 3 次冲服，连服中药 4 个月，症状消失。血尿酸低于 420μmol/L，随访 1 年未复发。

（陈小燕．人中白汤治疗 17 例痛风症的疗效观察．中华实用中西医杂志，2002，（1）：74）

【按语】

方中重用人中白既有消肿化瘀止痛的作用，也有咸寒入肾补肾之效；蝉衣、露蜂房有阻断神经节传导功能，有止痛作用；黄柏、生薏苡仁、苍术、车前子、萆薢、土茯苓、白芷补肝肾。临床加减：痰浊重，舌苔浊腻者加法半夏、明矾（冲服）、郁金、陈胆星；阴伤口渴，舌红者加天花粉、石斛、麦冬。

（三）参芪地黄汤

【方源】

《时振声教授治疗痛风肾的经验》（胡海翔．新中医，1998，30（7）：7—8）

【组成】

太子参 15g　生黄芪 15g　生地黄 15g　茯苓 15g　泽泻 15g　石韦 15g　焦山楂 30g　生侧柏叶 30g　白花蛇舌草 30g　益母草 30g　白茅根 30g　牡丹皮 10g　苍术 10g　山药 10g　黄柏 10g　牛膝 10g　蚕砂 10g

【功效】

益气养阴，活血清利。

【验案】

宋某，男，60 岁，1994 年 9 月初诊。患者于 1990 年 3 月因四肢小关节疼痛变形 8 年，伴反复血尿、蛋白尿 1 年住某医院，诊断为痛风肾，经服用别嘌呤醇等药物及饮食疗法治疗后，血尿酸得到控制，但血尿、蛋白尿持续不消。刻诊：腰膝酸痛，倦怠无力，畏寒而手足心热，口干不欲饮水，纳差，大便偏干，小便黄赤，舌质暗红有瘀点，脉弦细。尿蛋白定量 318g/24h，尿检 ERY8～10/HP，LEU0～3/HP。辨证属气阴两虚，兼夹湿热、瘀血。治拟益气养阴，活血清利为法，方用参芪地黄汤加减。处方：太子参、生黄芪、生地黄、茯苓、泽泻、石韦各 15g，焦山楂、生侧柏叶、白花蛇舌草、益母草、白茅根各 30g，牡丹皮、苍术、山药、黄柏、牛膝、蚕砂各 10g。每日 1 剂，水煎服。服上方 1 月后复诊，自觉诸症减轻，查尿蛋白定量 211g/24h，尿 ERY0～2/HP。继用上方加减调治半年。尿蛋白定量控制在 0.12g/24h～0.15g/24h 之间，尿 ERY 消失。随访 1 年半，病情稳定。

（胡海翔．时振声教授治疗痛风肾的经验．新中医，1998，

下篇　百家验方

30（7）：7—8）

【按语】

本例病程4年有余，病程日久，导致气阴暗耗，故初诊时患者呈现典型的气阴两虚证表现，同时还兼夹湿热、瘀血等邪实证。故治拟益气养阴、活血清利之法，方用参芪地黄汤加减。病证合拍而收效甚捷。

（四）六味四藤饮

【方源】

《尹亚君教授辨治痛风病的经验》（高东祥．云南中医学院学报，2004，27（2）：44—45）

【组成】

熟地黄30g　山药15g　茯苓15g　泽泻15g　海风藤15g
络石藤15g　山茱萸12g　牡丹皮12g　牛膝12g　钩藤20g
雷公藤9g　威灵仙20g　徐长卿15g　甘草6g

【功效】

滋阴补肾，祛风通络，除湿止痛。

【验案】

郑某，女，54岁，2003年8月5日初诊。自诉：左拇趾侧经常灼热肿痛，以夜间为剧，已起病3年，近年来发作较频，伴腰膝酸软，乏力，头晕眼花，耳鸣。曾服秋水仙碱、别嘌呤醇等药，能顿挫病势，但胃肠道反应较剧不能坚持服用，又因饮食不节，经常发作颇以为苦，乃来求治，查血尿酸高达460μmol/L，舌红，苔黄（舌根为甚），脉弦紧。确定"痛风"

无疑，此病多由脏腑功能失调，升清降浊无权，痰湿阻滞于血脉之中难以泄化，与血相结而为浊瘀，闭留于经络，则出现关节肿痛。治宜滋阴补肾，祛风通络，除湿止痛。处方：熟地黄30g，山药、茯苓、泽泻、海风藤、络石藤各15g，山茱萸、牡丹皮、牛膝各12g，钩藤20g，雷公藤9g，威灵仙20g，徐长卿15g，甘草6g。药后复诊时肿痛显减，已能行走，效不更方，继进5剂后症状消失，查血尿酸已恢复正常。

（高东祥. 尹亚君教授辨治痛风病的经验. 云南中医学院学报，2004，27（2）：44—45）

【按语】

自拟六味四藤饮加减治疗痛风，方中熟地黄、山药、山茱萸"三补"滋养肝脾肾，茯苓、泽泻、牡丹皮"三泻"渗湿浊，清虚热，共凑补其不足，泻其有余，而达到增强肾脏对尿酸的排泄；赤芍、牡丹皮凉血化瘀；海风藤、雷公藤祛风除湿、通经活络、消肿止痛；络石藤，《本草纲目》曰"络石，气味平和，其功主筋骨关节，风热痛肿"。诸药合用，使肝肾强、尿酸排、疼痛止，同时嘱患者平时吃清淡饮食，戒酒、多饮水，则可预防高尿酸血症，防止痛风性关节炎复发。

（五）玉女煎

【方源】

明·张景岳《景岳全书》

【组成】

生石膏20g　丝瓜络20g　生地15g　麦冬15g　牛膝15g
丹皮15g　赤芍15g　白芍15g　甘草6g　金银花10g　知

母 10g

【功效】

清胃泻火，解毒通络。

【验案】

王某，男，45 岁，2001 年 11 月入院。1 周前与朋友聚餐后，次日出现右足第 1 跖趾关节、右踝关节肿胀疼痛，活动受限，经用青霉素静滴 5 天症状无明显减轻，查血尿酸 565μmol/L，诊断为痛风性关节炎。刻诊见右足第 1 跖趾关节、右踝关节肿胀疼痛，活动受限，小便黄，舌质红，苔薄白，脉弦细。证属湿蕴脾胃日久，热毒炽盛，热已伤阴。治以清胃泻火，解毒通络。处方：生石膏、丝瓜络各 20g，生地、麦冬、牛膝、丹皮、赤芍、白芍各 15g，甘草 6g，金银花、知母各 10g。水煎服，每日 1 剂，服用 3 剂后关节肿胀疼痛明显好转，服用 10 剂后关节肿胀疼痛消失，半个月后复查血尿酸 405μmol/L，1 个月后复查未见异常。

（惠乃玲，段俊红．玉女煎临床新用举隅．实用中医药杂志，2003，19（11）：596）

【按语】

玉女煎方中石膏清胃火之有余，为主药；熟地易生地滋水之不足，凉血为辅药；二药合用，是清火而又壮水之法。知母苦寒质润，助石膏以泻火清胃，无苦燥伤津之虑。麦冬养胃阴，协熟地以滋肾阴，兼顾其本，均为佐药。牛膝导热引血下行，以降上炎之火，而止上溢之血；丹皮、赤芍清热凉血，活血散瘀；白芍补血养阴，舒肝止痛，共为方中使药。玉女煎出自《景岳全书》，原方主治胃热阴虚所致的头痛，齿松牙衄，烦热口渴等症，痛风症状虽不在玉女煎原方主治之内，但其病机均为脾胃热盛、热邪伤阴所致，故治疗均收到良好效果。

痛风石的治疗

清热利湿化石

痛风痛定汤

【方源】

《刘再朋教授"痛风痛定汤"治疗痛风经验》（万泰保．南京中医学院学报，1994，10（6）：18）

【组成】

金钱草 30g　车前子 10g（包）　　泽泻 12g　防己 12g　生地 15g　知母 10g　地龙 10g　金银花 15g　连翘 15g　薏苡仁 10g　苍术 10g　黄连 5g　蜈蚣 3 条

【功效】

清热利湿化石，消肿止痛。

【验案】

刘某，女，47 岁，南京摄山人，1992 年 10 月 15 日初诊。患者于 1984 年春首次发病，至今已八年余，经多方医治仍反复发作，初起右脚掌部红肿热痛，以后双脚掌部交替发作，渐渐向踝关节蔓延。

初诊时由亲友架扶而来，呈痛苦面容，左足不能履地，口渴，不喜饮水，查见左足背红肿，以脚掌部为甚，踝部红肿稍轻，有触痛，局部温度略高于健侧，舌苔黄腻，舌质红，脉数微弦。体温 38.9℃，实验室检查：血沉 35mm/h，血尿酸 679μmol/L，抗"O"、类风湿因子值正常，局部 X 线摄片无异常，血常规值正常。病属痛风（湿热下注，经络痹阻）。治宜清热解毒，化湿通络。方选痛风定痛汤加减：金钱草 30g，车前子 10g（包），泽泻 12g，防己 12g，生地 15g，知母 10g，地龙 10g，金银花 15g，连翘 15g，薏苡仁 10g，苍术 10g，黄连 5g，蜈蚣 3 条。7 剂，每日 1 剂，水煎分服。外敷青敷膏，隔日一换。

二诊：1992 年 10 月 24 日。经治疗后局部红肿消退，但尚有轻度触痛，肤温仍略高于健侧，内服前方去黄连，加牛膝 10g。7 剂。

三诊：1992 年 10 月 31 日。患者症状全部消失，行走如常，复查血尿酸 361μmol/L，血沉 12mm/h，嘱患者停用外敷药，内服继用前方 14 剂以巩固疗效，并嘱患者停药后仍忌食高嘌呤食物。1993 年 8 月患者来信言以后一直未复发。

（万泰保．刘再朋教授"痛风痛定汤"治疗痛风经验．南京中医学院学报，1994，10（6）：18）

【按语】

痛风定痛汤由金钱草、车前子、泽泻、防己、黄柏、赤芍、生石膏、生地、知母、地龙组成，方中金钱草清热利湿、化石为君药，用量宜偏大，车前子、泽泻、防己清热利尿以促进尿酸盐排泄，黄柏、知母、赤芍、生地、生石膏、地龙清热解毒，消肿止痛。

主要参考文献

［1］马武开，蔺想成．痛风的中医治疗概况与展望［J］．山西中医，1998，14（5）：50

［2］周海蓉，周翠英．治疗痛风性关节炎经验［J］．山东中医杂志，2000，19（10）：618

［3］赫伟彦．盖国忠教授论治急性痛风关节炎经验［J］．中国中医急症，2004，13（9）：606

［4］赵兆琳，王义成，等．奚氏痛风灵治疗原发性痛风与肾损害的临床观察［J］．上海中医药杂志，2001，（10）：13

［5］魏刚．金实治疗痛风性关节炎经验撷萃［J］．辽宁中医杂志，2002，29（11）：649

［6］周建宏．黄伯灵教授治疗痛风性关节炎的经验［J］．国医论坛，2005，20（4）：10

［7］张春，等．陈德济教授治疗痛风经验［J］．现代中西医结合杂志，2003，12（2）：187

［8］路志正，焦树德．实用中医风湿病学［M］．北京：人民卫生出版社，1996

［9］叶任高．内科学．6版［M］．北京：人民卫生出版

社，2006

［10］孟昭亨．痛风．2 版［M］．北京：北京医科大学、中国协和医科大学联合出版社，1998

［11］陈文照，陈家荣．不典型痛风 1 例报告［J］．中国骨伤，1998，11（6）：65

［12］翁建平，李向民，等．216 例原发性痛风的临床表现与 X 线改变关系分析［J］．影像诊断与介入放射学，1995，4（1）：39

［13］曹长贵，杭柏亚，程大文．痛风性关节炎 33 例中医分型的 X 线观察［J］．辽宁中医杂志，1998，25（7）：294

［14］彭介寿，何国坚．痛风病中医辨病之我见［J］．成都中医药大学学报，1996，19（3）：1

［15］孟凡江．原发性关节炎 23 例误诊原因分析［J］．临床荟萃，1991，6（7）：316

［16］陈文照，吴惠芳，等．痛风误诊原因分析及避免误诊措施［J］．中医正骨，1995，7（3）：37

［17］张开富，张寿清．急性痛风性关节炎误诊分析［J］．中国急救医学，1995，15（2）：32

［18］刘平，王海燕，等．尿酸肾病 20 例报告［J］．中华内科杂志，1981，20（4）：221

主要参考文献